질문으로
시작하는
초대
맨발걷기

내 몸 을 살 리 는 시 리 즈 병이 없는 것이 건강한 삶이 아닙니다. 진짜 건강한 삶은 생명의 힘이 솟아나는 삶입니다. 예상치 못한 사고를 대비하기 위해 안전 수칙을 배우는 것처럼 '내 몸을 살리는 일'도 일상에서 실천할 구체적인 방법을 배워야 합니다. '내 몸을 살리는 시리즈'는 몸과 마음의 균형을 맞추고 진짜 건강한 삶을 살아가는 올바른 방법을 제안합니다.

질문으로 시작하는 초대
맨발걷기

47가지 질문으로 알아보는 맨발걷기

초판1쇄 발행
2026년 5월 3일

지은이
김도남

펴낸이
김태영

펴낸곳
씽크스마트 책짓는 집

주소
경기도 고양시 덕양구
청초로 66
덕은리버워크 B-1403호

전화
02-323-5609

출판사 등록번호
제395-313000025
1002001000106호

ISBN
978-89-6529-499-3
(03510)

정가
15,000원

ⓒ 김도남

이 책을 만든 사람들

책임편집
김무영

편집
신재혁

홈페이지
www.tsbook.co.kr
인스타그램
@thinksmart.official
이메일
thinksmart@kakao.com

47가지 질문으로
알아보는 맨발걷기

질문으로 시작하는 초대 맨발걷기

김도남 지음

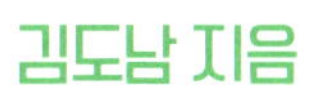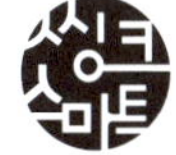

맨발걷기는
질문에서 시작된다

나는 오랫동안 사람들의 맨발을 바라보며 살아왔다. 정확히 말하면 땅을 딛는 발과 발가락의 움직임, 그리고 그 발을 통해 변화하는 몸과 삶을 지켜보았다. 처음부터 '맨발걷기 전문가'였던 것은 아니다. 우연히 신발을 벗고 땅을 밟았던 그 첫 순간도 특별하지 않았다. 발바닥은 아팠고, 차갑고, 거칠었으며, 분명히 불편했다.

그런데 이상하게도 그 불편함 속에서 몸은 매우 정직하게 반응했다. 몸이 빠르게 따뜻해졌고, 호흡은 깊어졌으며, 마음은 차분해졌다. 그 순간부터 질문이 시작되었다. "왜 맨발로 땅을 밟았을 뿐인데 몸이 반응할까?" "이 감각은 단순한 기분일까, 아니면 몸의 본능일까?" "우리는 언제부터 이렇게 땅과 멀어졌을까?"

2023년 10월, 『맨발걷기』를 출간한 이후 나는 다시 한번 펜을 들게 되었다. 두 번째 책을 써야겠다고 마음먹은 이유는 단순한 후속 집필이 아니었다. 현장에서 끊임없이 마주한 수많은 질문이 나를 다시 글 앞으로 불러냈기 때문이다.

맨발걷기를 지도하며 가장 자주 보게 된 장면은 처음의 열정과 달리 중간에서 멈추는 사람들의 모습이었다. 처음에는 의욕적으로 신발을 벗지만, 어느 순간 조용히 발걸음이 사라진다. 그때마다 내 안에는 또 다른 질문이 쌓여 갔다. "환경 때문일까?" "발바닥의 통증 때문일까?" "생각보다 힘들어서일까? 아니면 기대했던 만큼의 변화를 느끼지 못했기 때문일까?" 이 질문들은 단순한 호기심이 아니었다. "왜 좋은 것임에도 지속되지 않을까?" "무엇이 사람들을 멈추게 만들까?" 이 근본적인 물음이 책의 출발점이 되었다.

국제맨발걷기협회를 이끌며 6년여 동안 서울숲맨발걷기학교를 운영하는 동안 나는 수많은 사람들을 만났다. 서울숲맨발걷기학교 현장에서, 강의실에서, 워크숍에서, 지도자 교육 현장에서 반복해서 등장하는 질문들이 있었다.

"맨발로 걸으면 정말 건강에 도움이 되나요?"
"어디에서 걷는 것이 가장 좋을까요?"
"겨울에도 맨발걷기를 해도 괜찮은가요?"
"당뇨가 있어도 해도 될까요?"
"어싱은 과학적인 근거가 있나요?"
"하루에 얼마나, 어떻게 걸어야 하나요?"
"파상풍 주사는 꼭 맞아야 하나요?"
"부상은 어떻게 예방하나요?"

놀라웠던 점은 질문의 수준과 방향이 모두 달랐다는 사실이다. 누군가는 과학적 근거를 묻고, 누군가는 실천 방법을 묻고, 또 누군가는 두려움과 기대를 질문 속에 담고 있었다. 하지만 그 모든 질문에는 공통점이 있었다. 사람들은 '정답'보다 '이해'를 원하고 있었다는 점이다.

정보는 이미 넘쳐난다. 유튜브, SNS, 블로그, 기사, 책까지. 그러나 그 정보들은 대부분 단편적이거나 극단적이다. "무조건 좋다." "과학적 근거가 없다." "기적의 치유법이다." "위험하다." 이분법적인 주장 사이에서 정작 처음 신발을 벗으려는 사람은 길을 잃는다. 나는 이 지점에서 늘 같은 생각을 했다. 문제는 정보가 아니라 질문의 부재다. 질문이 정리되지 않으면 답은 소음이 된다.

그래서 나는 점점 더 분명하게 깨닫게 되었다. 맨발걷기는 단순한 방법으로 가르칠 수 있는 것이 아니라는 사실이다. 대부분의 건강법은 "이렇게 하세요" "하루에 몇 분" "어디서, 얼마나, 어떻게"라는 방식으로 시작된다. 그러나 맨발걷기는 그 방식만으로는 오래가기 어렵다. 왜냐하면 맨발걷기는 정답이 정해진 운동이 아니라 몸의 상태에 따라 매번 다르게 반응하는 경험이기 때문이다.

같은 땅을 걸어도 어제의 몸과 오늘의 몸은 다르고, 같은 사람이라도 계절과 컨디션, 마음 상태에 따라 느낌은 전혀 달라진다. 그런데도 하나의 방법을 정답처럼 적용한다면 맨발걷기는 회복이 아니라 무리와 중단으로 끝나기 쉽다. 그래서 맨발걷기는 방법이 아니라 질문에서 시작해야 한다. 방법은 따라 하게 만들지만, 질문은 느끼게 만든다. 방법은 빠르지만, 질문은 깊다. 방법을 따르면 사람은 자신의 몸을 보기보다 기준표와 시간표를 보게 된다. 반면 질문을 던지면 사람은 속도를 늦추고, 비교를 멈추고, 비로소 자신의 몸을 바라보게 된다.

지금 내 발은 무엇을 느끼고 있는가.

이 감각은 괜찮은 신호인가, 멈추라는 신호인가.

오늘의 나는 더 걸어야 할까, 덜 걸어야 할까.

이 책은 읽고 넘기는 책이 아니다. 직접 쓰고, 체크하고, 실천하며 완성해 가는 참여형 안내서다. 질문을 통해 지식을 이해하는 데서 멈추지 않고, 일상에 적용하고 반복하여 자연스럽게 습관으로 정착되도록 설계되었다. 이 책의 독자는 정보를 소비하는 수동적인 독자가 아니라 자신의 몸과 삶을 스스로 변화시키는 능동적인 실천자다.

이 페이지는 당신의 맨발걷기가 습관이 되고, 생활이 되고, 마침내 몸의 체질로 자리 잡기 위한 첫 번째 발걸음이다. 『질문으로 시작하는 초대 맨발걷기』는 읽는 책이 아니라 몸으로 답을 써 내려가는 책이다. 처음 맨발걷기를 접하는 이들에게는 안내서가 되고, 이미 실천하고 있는 이들에게는 점검서가 되기를 바란다.

그리고 무엇보다 맨발걷기가 누군가의 삶에서 유행이나 방법이 아니라, 자기 몸을 이해하는 하나의 언어가 되기를 바란다. 나는 이 책을 통해 정답을 제시하려는 것이 아니다. 다만 이렇게 조용히 초대하고 싶다.

신발을 벗기 전에, 먼저 당신의 발에게 물어보시라. 이 책은 그 질문의 시작이다.

사단법인 국제맨발걷기협회 회장
서울숲맨발걷기학교 교장
김도남 드림

3부

맨발걷기
고급 편

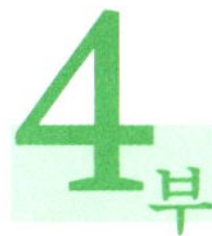

4부

맨발걷기는 우리 몸을 어떻게 바꿀까?

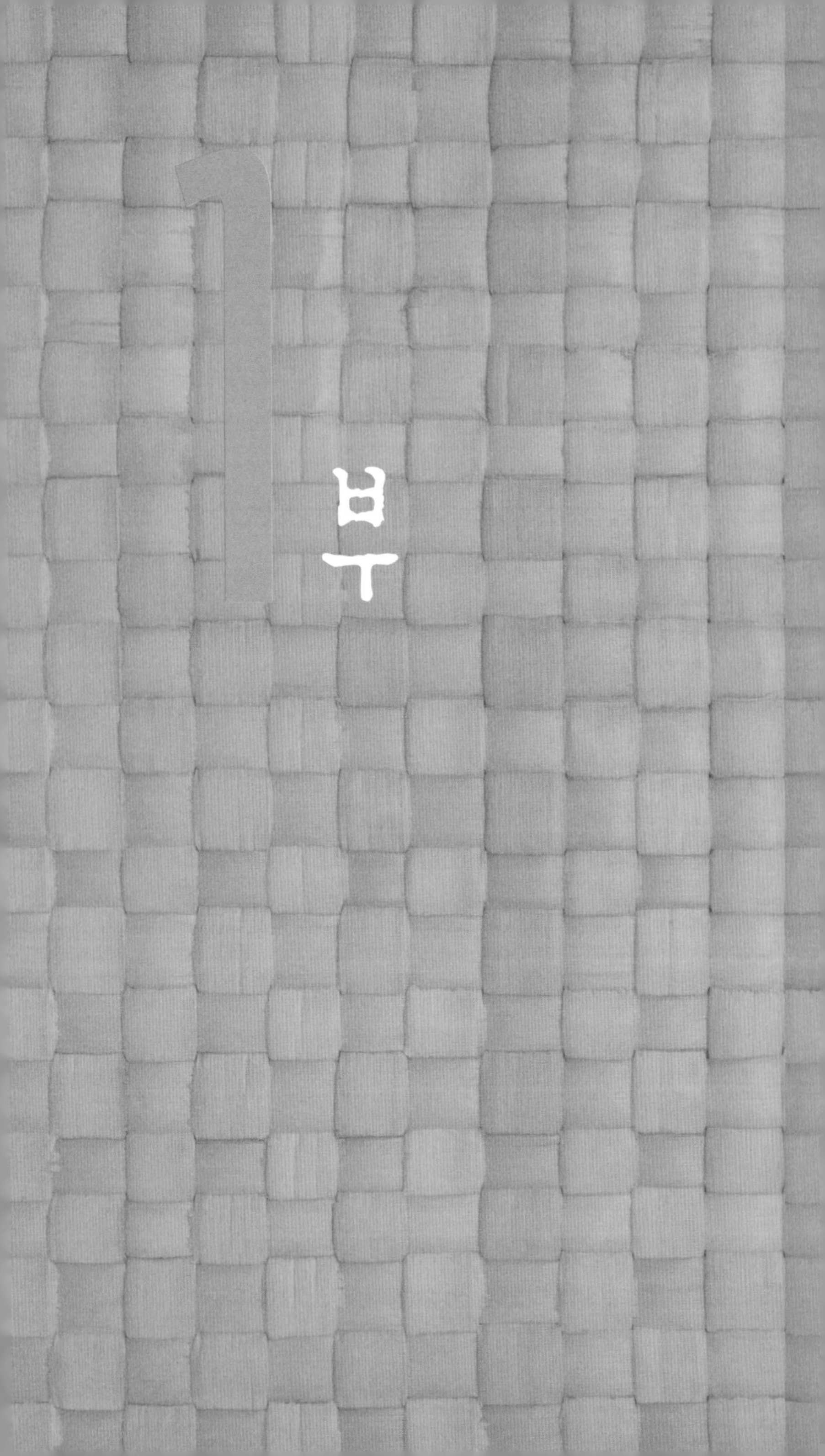
1
부

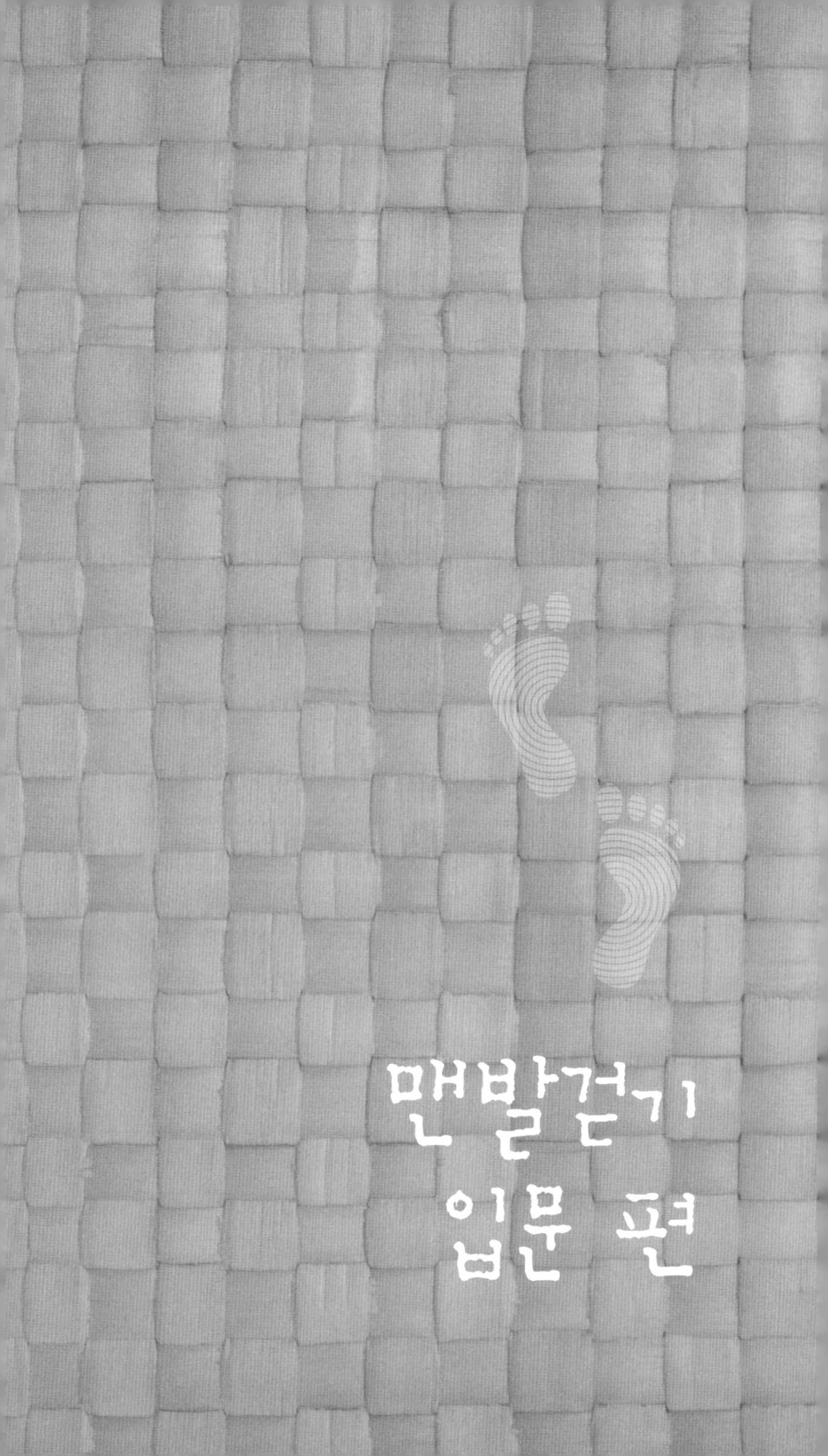

맨발걷기
입문 편

맨발걷기와 일반걷기는
뭐가 다른가요?

"신발을 벗는 것은 단순한 형식인가요?"
"발 감각이 달라지면 걷는 방식도 달라지나요?"

맨발걷기를 시작하시는 분들이 자주 던지는 질문입니다. 결론부터 말씀드리면 맨발걷기는 '신발의 유무'가 아니라 '감각 입력 구조의 변화'입니다.

맨발걷기와 일반걷기는 입력 시스템이 다릅니다. 겉으로 보기에는 동일하지만, 작동 구조에서 차이가 있습니다. 일반걷기는 신발을 통해 발을 보호하고 감각을 차단하는 데 중심을 두는 반면 맨발걷기는 발과 지면을 연결하고 감각을 활성화하는 데 중심을 둡니다. 따라서 맨발걷기는 지면과 직접 접촉하며 감각을 회복하는 과정입니다.

발바닥도 엄연한 '감각 기관'입니다. 압력, 온도, 진동을 감지하고 지면 반응을 인식합니다. 이 정보는 즉시 뇌로 전달되어 자세와 균형을 조절합니다. 일반걷기는 이러한 감각 입력이 제한되기에 움직임의 변화가 비교적 적은 반면 맨발걷기는 지면 정보가 실시간으로 반영되며 신경과 근육 조절이 지속적으로 일어납니다. 따라서 맨발걷기는 단순한 보행이 아니라 조절 시스템이 작동하는 걷기입니다.

흔히 '맨발걷기는 그냥 신발을 벗고 걷는 것'이라고 오해하시는 분들이 있습니다. 그러나 맨발걷기의 본질은 이동이 아니라 '감각 회복'에 있습니다. 단순히 맨발로 걷는 것을 넘어 '얼마나 느끼고 얼마나 반응하는지'가 중요합니다. 천천히, 발바닥 감각에 집중하면서 지면의 질감과 압력 변화를 느껴보세요.

핵심 정리

- 맨발걷기와 일반걷기는 입력 구조가 다르다.
- 발바닥은 감각 기관이며 조절의 출발점이다.
- 감각 입력이 바뀌면 움직임도 바뀐다.
- 맨발걷기는 이동이 아니라 감각 회복이다.
- 속도보다 감각이 중요하다.

한 번 걸을 때 오래 걷는 것과 짧지만 매일 걷는 것 중에 어떤 것이 더 중요할까요? 정답은 '짧지만 매일 걷는 것'입니다. 우리 몸은 '반복된 자극'에 적응하기 때문입니다.

인체는 '항상성(homeostasis)' 시스템이 있습니다. 환경 변화나 외부 자극에도 체온, 혈당 등 몸의 상태를 항상 일정하게 유지하려고 하는 특성입니다. 따라서 사람은 단기적인 강한 자극보다 반복적인 약한 자극에 더 안정적으로 반응합니다. 안정적으로 반응할 때 우리 몸은 '적응'하기 쉽습니다.

적응은 '자극-회복-반복'의 구조에서 만들어집니다. 적절한 자극과 충분히 회복하는 시간을 반복할 때 신경계와 조직이 변할 수 있습니다. 한 번의 강한 자극은 피로만 남기지만, 지속된 자극은 적응을 남깁니다. 맨발걷기도 똑같습니다. 처음부터 오래 걸으려고 하면 발만 아프고 회복도 오래 걸립니다. 오래 걷는 것보다 꾸준히 걷는 것에 집중하세요. 중요한 것은 '끊기지 않는 것'입니다.

핵심 정리

- 인체는 항상성 기반으로 작동한다.
- 적응은 자극-회복-반복 구조에서 발생한다.
- 강한 자극은 지속을 방해할 수 있다.
- 맨발걷기는 지속 구조가 핵심이다.

하루에 얼마나
걸어야 하나요?

"하루에 몇 분 걸어야 하나요?"

"많이 걸으면 변화가 빨리 생기나요?"

"처음부터 시간을 늘려도 괜찮을까요?"

맨발걷기를 하다 보면 얼마나 걸어야 할지 감이 잘 오지 않습니다. 이때 고려할 것은 시간이 아니라 '몸의 반응'입니다. 운동하시는 분들은 명확한 시간과 숫자를 생각합니다. 그러나 맨발걷기는 '적절한 시간'이 없습니다. 체중, 발바닥 상태, 근력과 관절 가동성, 평소 활동 수준 등 다양한 조건이 변수를 만들기 때문입니다. 이러한 조건이 다르면 적절한 시간도 당연히 달라집니다. 따라서 맨발걷기는 '반응 기반 실천'입니다.

그렇다면 어떤 반응을 기준으로 삼으면 좋을까요?

바로 '더 할 수 있다'에서 멈추는 것입니다. '더 해야 한다'가 아닌 '더 할 수 있지만 오늘은 여기에서 멈춘다'가 기준입니다. 맨발걷기는 단순히 많이 걷는 것이 아닌 몸에 여유를 남기는 과정이기 때문입니다. 적당한 여유가 있어야 꾸준히 걸을 수 있습니다.

맨발걷기를 시작한 지 얼마 되지 않으신 분들은 일주일에 3~5회, 회당 10~40분부터 시작하세요. 통증 강도는 5 이하가 좋습니다. 이 범위 안에서 몸의 반응을 보며 횟수와 시간을 조절하세요. 맨발걷기는 경쟁이 아닙니다. 모든 기준은 다른 사람이 아닌 '나 자신'입니다. 맨발걷기 후 반드시 회복하는 시간을 가지는 것도 잊지 마세요. 회복이 있어야 더 큰 효과를 볼 수 있습니다.

핵심 정리

- 맨발걷기는 시간 기준이 아니라 반응 기준이다.
- 정답 시간은 존재하지 않는다.
- '더 할 수 있다'에서 멈추는 것이 핵심이다.
- 효과는 시간보다 지속에서 나온다.

성장기 청소년도
할 수 있나요?

"성장기 청소년에게 맨발걷기가 도움이 될까요?"
"성장판이나 발 발달에 부담이 되지는 않을까요?"

성장기 아이들의 몸은 아직 완성 단계가 아닙니다. 특히 발의 구조, 균형 감각, 보행 패턴, 하체 근육 사용 방식이 이때 결정됩니다. 즉 '몸이 형성되는 시기'입니다. 맨발걷기는 성장기 청소년에게 적절한 자극으로 몸이 형성되는 데 도움을 줍니다. 또한 지속적인 맨발 활동은 자율신경을 안정시켜 정서에도 긍정적인 영향을 줍니다. 일부 관찰 사례에서는 집중력 향상, 스트레스 감소, 수면의 질 향상 등의 효과도 보고된 바 있습니다.

다만, 아직 성장기의 몸이기에 성인의 기준으로 걸으면 과부하가 올 수 있습니다. 따라서 일주일에 2~3회,

회당 10~20분 이내로 시작하는 것이 좋습니다. 또한 통증 강도가 5 이상이면 즉시 중단해야 합니다. 지면은 흙, 잔디 등 부드러운 환경에서 걷는 것이 좋습니다. 이 기준만 잘 지킨다면 성장기 아이들에게 맨발걷기는 몸의 기능을 깨우는 자극이 됩니다.

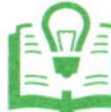
핵심 정리

- 성장기는 신체 기능이 형성되는 시기다.
- 발 기능과 균형 감각은 이 시기에 결정된다.
- 맨발걷기는 감각 기반 발달 자극이다.
- 강도가 아니라 안전한 반복이 핵심이다.

"평발이면 맨발걷기를 피해야 하나요?"

"발바닥이 약해서 오래 못 걸을 것 같은데 괜찮을까요?"

흔히 '평발'을 가지신 분들이 많이 하는 질문입니다. 평발은 문제가 있는 발이 아닌 '다르게 반응하는 발'입니다. 따라서 평발은 단순히 형태로만 보지 않고 기능, 즉 '발의 아치가 작동하는가?'를 봐야 합니다. 따라서 모든 평발이 맨발걷기를 하지 말아야 하는 것은 아닙니다. 일상생활에서 통증이 거의 없고, 특별히 보행에 제한이 없다면 평발도 충분히 맨발걷기가 가능합니다. 발바닥이 약한 분들도 마찬가지입니다. 약한 발일수록 '점진적인 자극'이 필요합니다. 첫 2주는 10분 이내로 시작하는 것이 좋습니다. 흙, 잔디 등 부드러운 곳에서 걸으면서 발 근육을 활성화하고 아치 기능을 회복시켜야 합니다. 발가락, 아치 강화 운동을 병행하는 것도 좋습니다. 다만, 지속적인 발 통증이나 족저근막염 이력이 있다면 더욱 세심한 조절이 필요합니다. 특히 통증 강도가 6 이상이면 즉시 중단해야 합니다.

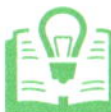 **핵심 정리**

- 평발은 형태가 아니라 기능으로 판단한다.
- 모든 평발이 문제는 아니다.
- 약한 발일수록 점진적 자극이 중요하다.
- 맨발걷기는 기능 회복 과정이다.

Q6
약을 먹고 있는데
할 수 있나요?

"혈압약을 먹고 있는데 해도 될까요?"

"당뇨약을 복용 중인데 괜찮을까요?"

"심장 스텐트 시술을 받았는데 무리가 가지 않을까
요?"

맨발걷기는 치료가 아니라 '생활 관리'입니다. 질병을 직접 치료하는 행위가 아니기에 맨발걷기는 약을 대체하는 방법이나 치료를 대신하는 수단이 될 수 없다는 사실을 반드시 기억하셔야 합니다. 하지만 맨발걷기는 스트레스를 완화하고 자율신경의 균형을 돕는 과정에서 혈액순환을 개선하고 전신의 대사 환경을 안정화하는 데 도움을 줄 수 있습니다. 이러한 변화는 고지혈증, 고혈압, 당뇨와 같은 만성질환의 관리에 긍정적인 영향을 줄 수 있으며, 결과적으로 몸이 스스로 회복할 수 있는 환경을 만드는 데에는 분명한 의미가 있습니다. 따라서 약을 드시거나 시술을 받으셔도 맨발걷기를 병행할 수 있지만, 심혈관 질환(협심증, 스텐트 시술 등)이나 당뇨(특히 말초신경병증 동반), 심한 관절 질환을 앓고 계신 분은 시작 전 의사와 먼저 상담하셔야 하며 먹는 약을 임의로 조절하면 절대 안 됩니다. 특히 당뇨 환자의 경우, 작은 상처에도 감염이 생길 수 있기에 매일 발 상태를 점검하는 것이 좋습니다.

기저질환이 있으신 분들은 안전에 더욱 주의를 기울여야 합니다. 발이 땅에 닿아있는 것부터 시작하고 부드러운 지면에서 느린 속도를 유지하는 것이 좋습니다. 통증 강도 또한 철저하게 관리할 때 안전하게 맨발걷기를 할 수 있습니다.

핵심 정리

- 맨발걷기는 치료가 아니라 생활 관리다.
- 약물과 맨발걷기는 역할이 다르다.
- 대부분 병행 가능하지만 조건이 있다.
- 약물 조절은 반드시 의료진과 상담해야 한다.
- 당뇨 환자는 발 관리가 핵심이다.

Q7

의료기기를 사용하고 있는데
할 수 있나요?

"심박조율기를 달고 있는데 맨발로 걸어도 괜찮을까요?"

"삽입형 제세동기(ICD)를 착용하고 있는데 전기 자극이 되지는 않나요?"

"어싱이 의료기기에 영향을 줄 가능성은 없을까요?"

의료기기는 강한 자기장이나 외부 전기 자극에 영향을 받을 수 있습니다. 그러나 어싱은 전류를 발생시키거나 인위적인 전압을 가하는 구조가 아니기에 안심하셔도 됩니다. 중요한 것은 기기의 사용 여부가 아닌 '현재 나의 상태'입니다. 의료기기 자체보다 지금 걸어도 괜찮은지를 살펴야 합니다. 또한 실내에서 어싱 제품을 사용하는 것보다 자연 지면부터 시작하는 것을 권

장합니다. 다만, 무리한 걷기는 지양하고 걷기 도중 어지러움이나 흉통, 심한 무력감이 느껴지면 즉시 중단해야 합니다.

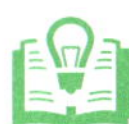 **핵심 정리**

- 어싱은 전기 자극이 아니다.
- 자연 지면 접촉은 대부분 안전 범주에 속한다.
- 의료기기보다 기저질환 상태가 더 중요하다.

"맨발로 걷는 것이 암 회복에 도움이 되나요?"
"자연과 연결되면 몸이 달라질 수 있을까요?"

맨발걷기를 접하신 분들이 가장 조심스럽게 던지는 질문입니다. 결론부터 말씀드리면 맨발걷기는 암을 치료하는 방법은 아닙니다. 하지만 맨발걷기를 통해 스트레스를 줄이고 면역 기능의 균형을 돕는 등 몸의 회복 환경을 변화시키는 데에는 분명한 의미가 있습니다.

암은 단순한 하나의 질병이라기보다 여러 요인이 복합적으로 작용하여 나타나는 전신적인 균형 붕괴 상태입니다. 만성 염증, 활성산소 증가, 스트레스, 면역 기능 저하와 같은 요소들이 지속적으로 누적되면서 몸의 조절 시스템이 흔들리게 됩니다. 즉, 암은 몸이 스스로 균형을 유지하지 못하는 상태로 볼 수 있습니다. 맨발걷기는 이러한 균형에 간접적으로 영향을 주는 생활 방식입니다.

발바닥은 신경말단이 밀집된 매우 민감한 감각 기관으로, 지면의 압력, 온도, 질감 등을 인식하고 그 정보를 신경계로 전달합니다. 맨발로 걷게 되면 감각 입력이 활성화되면서 자세와 균형, 긴장 상태가 조절되고 신경계 안정에 도움을 줄 수 있습니다. 이 과정은 삶의 질을 개선하고, 심리적인 안정감을 높이는 데에도 의미 있는 역할을 합니다. 또한 지면과 직접 접촉하는 것은 우리 몸의 전기적 상태와도 연결됩니다. 현대 생활에서 축적될 수 있는 전기적 불균형이 완화되면서 몸의 흐름이 보다 안정적인 방향으로 전환될 수 있습니다.

이러한 변화는 피로와 불안 수준을 낮추고, 수면의 질을 개선하며, 회복이 이루어지기 쉬운 환경을 만드는 데 도움이 됩니다. 따라서 맨발걷기는 암을 직접 없애는 방법이 아니라 몸이 스스로 회복할 수 있는 조건을 만들어주는 과정입니다. 중요한 것은 맨발걷기를 '치료'로 접근하기보다 '회복을 돕는 생활 방식'으로 이해하는 것입니다. 암 환자분들께서는 가볍고 안전한 범위에서, 먼저 발이 땅에 닿아있는 것부터 시작하여 점차 맨발걷기를 실천하는 것이 좋습니다. 다만 발에 상처가 생기지 않도록 주의해야 하며 체력이 많이 저하되어 있거나 백혈구 수치가 낮아 감염 위험이 있는 경우에는 반드시 전문가와 상담 후에 걸어야 합니다.

핵심 정리

- 맨발걷기는 암 치료법이 아니다.
- 몸의 회복 환경을 만드는 데 도움을 줄 수 있다.
- 발 감각 자극은 신경계 안정으로 연결된다.
- 회복은 감각 → 신경 → 면역 구조로 이어진다.
- 맨발걷기는 회복을 돕는 생활 습관이다.

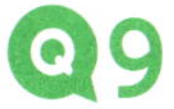

겨울에도
할 수 있나요?

"겨울에도 맨발로 걸어도 괜찮을까요?"

"추운 날씨에서는 어디까지가 가능한 범위이고, 언제 멈춰야 할까요?"

추운 날씨에 차가운 지면에 발이 닿으면 몸은 즉시 방어 반응을 시작합니다. 말초 혈관을 수축시키고, 교감신경을 활성화하고, 체온을 유지하려고 합니다. 이때 자극을 조절하면 겨울에도 충분히 맨발걷기를 할 수 있습니다. 중요한 것은 추위를 견디는 것이 아니라 '노출 관리를 통해 자극의 균형을 조절하는 것'입니다.

겨울에는 다른 계절보다 기준에 더 신경 써야 합니다. 몸이 충분히 따뜻한 상태에서 강풍이 없는 환경, 눈과 얼음처럼 습기가 없는 지면을 골라야 합니다. 또한 발의 감각에 집중하면서 5~10분 이내로 맨발을 노출하는 것이 좋으며, 걷기 종료 후 즉시 보온이 가능한 환경이어야 합니다. 걷기 도중 발 감각의 급격한 둔화, 통증의 날카로움 증가, 피부색 변화 등의 증상이 온다면 즉시 중단해야 합니다. 특히 발 감각의 둔화는 적응이 아니라 몸이 보내는 경고이기에 반드시 발 감각을 유지해야 합니다.

 **핵심 정리**

- 겨울에도 맨발걷기는 가능하다.
- 단, 짧고 통제된 노출일 때 의미가 있다.
- 시간보다 감각을 기준으로 멈춰야 한다.
- 시작 전 체온 확보, 종료 후 즉시 회복이 필수다.
- 강풍, 습기, 감각 저하, 피로 상태에서는 피한다.

실내에서도
할 수 있나요?

"하루 종일 실내에서 생활합니다. 실내 어싱은 자연을 대신할 수 있을까요?"

"도시 환경에서도 접지(어싱)의 도움을 받을 수 있을까요?"

현대인의 생활 구조는 대부분 실내 중심입니다. 콘크리트 바닥에서 신발을 신고 고층에 살면서 전자기기를 가까이합니다. 그래서 몸이 접지된 상태를 경험할 기회가 적습니다. 실내 어싱 제품은 이러한 환경으로 인해 단절된 접지 환경을 일부 보완하는 방법입니다. 자연 어싱이 '연결+감각+움직임+구조 변화'의 역할이라면 실내 어싱은 '연결 중심의 보완'의 역할입니다. 중요한 것은 실내 어싱은 자연 어싱을 대체할 수 없다는 것입니다. 자연 어싱을 기본으로 하되, 실내 어싱은 부족한 접지를 보완하는 방식으로 활용해야 합니다.

핵심 정리

- 실내에서도 어싱은 가능하다. 그러나 자연을 대체하는 방식은 아니다.
- 자연 어싱은 복합적 신체 경험이다.
- 실내 어싱은 접지 환경을 보완하는 방식이다.

어떻게
걸어야 하나요?

"맨발로 걷기 시작했는데, 어떻게 걸어야 안전한가요?"

"그냥 걸으면 되나요?"

"효과를 높이려면 어떻게 걸어야 하나요?"

맨발걷기는 단순한 걷기 운동이 아니라 감각 → 추진 → 균형 → 구조 → 정렬로 이어지는 과정입니다. 이 과정을 따라 걸음걸이를 6단계로 나눌 수 있습니다.

먼저, 느림균형 걸음(거북이 걸음)입니다. 기초 안정성을 확보하고 부상을 예방합니다. 걷는 속도를 줄이고 발바닥 감각에 집중합니다. 도장을 찍듯이 한 걸음씩 정확하게 내딛는 것이 핵심입니다. 뒤꿈치 → 발바닥 → 발가락 순서로 착지합니다.

2단계는 엄지 집중 걸음^(솥뚜껑 걸음)입니다. 신경을 자극하고 뇌를 활성화합니다, 발가락을 모아 엄지에 힘을 집중합니다. 엄지로 지면을 누르듯 내딛는 것이 핵심입니다.

3단계는 발가락 추진 걸음^(개굴발 걸음)입니다. 발가락 근력을 강화하고 추진력을 향상시킵니다. 발가락을 충분히 벌려 지면을 끌어당기며 걸으면서 발가락 끝까지 힘이 전달되도록 유지합니다. 발가락 힘으로 당기는 데 집중하는 것이 핵심입니다.

4단계는 균형 흐름 걸음^(발레 걸음)입니다. 발가락 자극을 극대화하고 전신의 균형을 향상시킵니다. 체중을 발가락 방향으로 자연스럽게 이동하면서 발가락 전체가 유기적으로 작동하도록 유지합니다. 끊기지 않는 흐름 속에서 균형을 유지하는 것이 핵심입니다.

5단계는 아치깨움 걸음^(발가락 세워 걸음)입니다. 안정적으로 하중을 분산하고 발 아치를 활성화합니다. 발가락을 세워 아치를 만들고 자유전자가 활발하게 유입되게 합니다. 발바닥 중앙^(아치)의 감각을 인식하는 것이 핵심입니다.

마지막으로 정렬 완성 걸음^(모델 걸음)입니다. 고관절과 전신의 정렬을 개선합니다. 아치를 유지하며 발을 작고 단단하게 만들며 뒤꿈치부터 착지하고 발의 바깥 라인을 유지합니다. 특히 4, 5번째 발가락에 집중하고 힘을 사용해 추진하는 것이 핵심입니다.

걸음걸이는 1단계부터 시작해 천천히 단계를 올려야 합니다. 단계를 건너뛰지 않고, 순서를 지켜야 안전하게 맨발걷기를 할 수 있습니다.

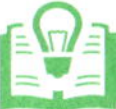

핵심 정리

- 맨발걷기는 6단계 구조로 이루어진다.
- 발가락은 감각이 아니라 추진의 핵심이다.
- 아치는 힘이 아니라 구조다.
- 정렬은 발에서 시작해 전신으로 연결된다.
- 순서를 지키는 것이 가장 중요한 안전 기준이다.

맨발걷기를 하기 위해서
무엇을 준비해야 하나요?

"의지만으로 시작하면 오래갈 수 있나요?"
"구체적인 계획 없이도 습관이 될 수 있나요?"

먼저, **구조를 설계해야 합니다.** 시간보다 횟수에 집중하여 몸을 적응시킵니다. 맨발걷기가 처음이라면 일주일에 2~3회부터 시작하는 것이 좋습니다. 짧게 걷더라도 자주 걸어야 꾸준히 할 수 있습니다.

두 번째로 **선택을 단순화해야 합니다.** 맨발걷기를 꾸준히 하려면 선택의 폭이 좁아야 합니다. 같은 시간, 같은 장소, 같은 순서로 걸을 때 습관으로 만들기 쉽습니다. 요일과 시간, 장소를 고정하세요.

마지막으로 **환경을 조성해야 합니다.** 스스로의 상태를 점검하고 과도하지 않은 기준을 세워 걸어야 합니다. 그날의 기준을 만족했다면 더 진행하지 않고 마무리하는 것이 중요합니다. 여유를 가질 때 맨발걷기를 꾸준히 할 수 있습니다.

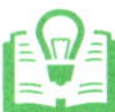 **핵심 정리**

- 맨발걷기는 결심으로 시작되지 않는다.
- 몸은 시간보다 횟수에 적응한다.
- 주 2~3회의 반복이 가장 현실적인 시작 기준이다.
- 습관은 의지가 아니라 환경에서 만들어진다.

맨발걷기를 계속하기 힘들어요.
어떻게 극복하나요?

"처음 며칠은 좋았는데 갑자기 귀찮아졌습니다."
"발이 아프니 계속해야 할지 헷갈립니다."
"시간이 없어서 자꾸 미루게 됩니다."

맨발걷기 초보자분들이 많이 하는 질문들입니다. 맨발걷기 초기에는 발바닥 통증, 종아리 당김, 발가락 피로 등 다양한 변화가 몸에 나타납니다. 이때 통증을 구분하고 해석하는 것이 중요합니다. 맨발걷기를 시작하면 당연히 통증이 동반됩니다. 약한 통증, 당김, 피로감, 뻐근함 등은 몸이 적응하는 과정에서 충분히 생길 수 있습니다. 하지만 날카로운 통증, 특정 지점에 강한 통증, 붓기, 열감 등이 24시간 지속된다면 몸에 과부하가 생긴 것이므로 주의해야 합니다. 중요한 것은 통증을 참는 것이 아니라 구분하는 것입니다. 통증을 숫자로 환산하여 적용하는 것도 방법입니다. 1~10으로 나누고, 매번 기록하면서 자신만의 통증 기준을 세우는 것이 좋습니다.

맨발걷기를 꾸준히 하기 위해서는 목표가 아닌 규칙을 만들어야 합니다. 예를 들어 '5분이라도 한다', '통증이 올라오면 강도를 줄인다', '끊기지 않는 것을 우선한다' 등이 있습니다. 목표는 달성에 실패하면 다시 시작하기 힘들지만, 규칙은 실패해도 유연하게 다시 시작할 수 있습니다.

 **핵심 정리**

- 중단의 원인은 의지가 아니라 해석과 구조다.
- 통증보다 통증의 해석 기준이 중요하다.
- 지속은 목표가 아니라 규칙에서 만들어진다.

맨발걷기 습관은 어떻게 만드나요?

왜 어떤 습관은 잠깐 지속되고, 어떤 습관은 삶의 일부가 될까요? 그 차이를 만드는 조건은 무엇일까요? 바로 '복귀할 수 있는 구조와 생활 통합'입니다.

먼저, 끊겨도 돌아오는 구조를 만들어야 합니다. '하루 빠져도 괜찮다' '일주일 쉬어도 부담이 없다', '다시 시작하는 것은 어렵지 않다' 등의 구조가 없으면 한 번 중단했을 때 평생 중단하기 쉽습니다. 완벽하게 지속하려고 하지 않아도 됩니다. 중요한 것은 '복귀 가능성'입니다.

두 번째로 몸이 느끼는 즉각적인 보상을 만들어야 합니다. 이론만으로는 몸이 잘 움직이지 않습니다. 몸이 느끼는 경험을 통해 작은 보상이 있어야 합니다. '발이 가벼워지는 느낌', '긴장이 완화되는 순간', '수면의 질이 개선되는 현상' 등 보상이 반복되면 몸이 자동으로 움직입니다.

세 번째로 생활 속에 고정된 자리를 만들어야 합니다. '출근 전 아침', '저녁 식사 후', '집 앞 공원' 등 시간과 장소, 흐름이 연결되면 의도적으로 움직이지 않아도 자연스럽게 맨발걷기를 할 수 있습니다.

마지막으로 마찰을 줄이는 구조를 만들어야 합니다. 습관은 행동까지의 거리와 마찰로 만들어집니다. 예를 들어 신발을 벗어야 한다, 장소를 찾아야 한다, 시간을 따로 빼야 한다, 날씨를 고려해야 한다와 같이 마찰이 많으면 반복하기 어렵습니다. 따라서 '식사 전 10분 집 앞 흙길에서 맨발걷기를 한다'와 같이 시간과 장소를 고정하면 마찰을 줄일 수 있습니다. 걷기 후 상태를 기록하는 것도 방법입니다. 기록은 행동을 '완료'했다고 인식시키고 반복하는 데 원동력이 됩니다.

습관은 노력의 결과가 아니라 구조의 결과입니다. 실천할 수 있는, 보상이 확실한 작은 단계부터 시작하세요. 이것이 반복되면 자연스럽게 맨발로 걷는 자신을 발견할 수 있습니다.

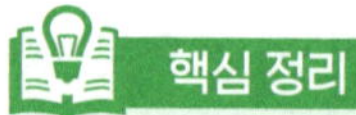

- 습관은 의지로 유지되지 않는다.
- 복귀 가능한 구조가 지속을 만든다.
- 몸의 즉각적 보상이 반복을 만든다.
- 습관은 목표가 아니라 구조의 결과다.

맨발걷기는
어디서 하면 좋나요?

모든 땅에서 같은 자극을 받는 것은 아닙니다. 그렇다면 내 몸에 맞는 지면은 어떻게 알 수 있을까요? 사실 맨발걷기에서 지면의 종류는 크게 중요하지 않습니다. 지면에서 자극을 얼마나 받는지가 중요합니다. 어떤 지면은 안정감을 제공하고 어떤 지면은 감각을 깨웁니다. 어떤 지면은 근육 사용을 증가시키기도 합니다. 즉, '나에게 필요한 자극은 어떤 자극인가?'에 따라 지면을 선택하는 것이 좋습니다. 지면이 단단할수록 충격 전달이 증가하고, 부드러울수록 근육과 균형감에 부담을 줍니다. 맨발걷기 초보자분들은 황토길이나 잔디길 같은 부드러운 길에서 자극에 익숙해진 후에 숲속흙길, 모래 흙길(마사토길)로 난도를 올리는 것이 좋습니다.

　가장 중요한 것은 '지금 나에게 맞는 자극을 주는 지면'입니다. 맨발걷기는 도전보다 적응에 집중하기 때문입니다. 나의 몸 상태에 맞는 지면을 선택하고 걸을 때 맨발걷기의 효과가 극대화됩니다.

 **핵심 정리**

- 지면은 단순한 장소가 아니다. 자극 강도를 결정하는 핵심 변수다.
- 단단함은 충격을, 불안정성은 부담을 만든다.
- 초보자는 부드러운 지면부터 시작해야 한다.
- 기준은 환경이 아니라 몸의 반응이다.

Q 맨발걷기를 시작하는 진짜 이유는 무엇인가요?

Q 현재 내 몸 상태를 3단어로 표현한다면 어떤 단어인가요?

Q 맨발걷기에서 기대하는 1가지와 두려움 1가지는 무엇인가요?

Q 나의 몸은 지금 무리한 상태인가요, 회복된 상태인 가요?

Q 나를 멈추게 할 가능성이 있는 요인은 무엇인가요?

Q 오늘 나의 출발선 선언 한 문장을 적어보세요.

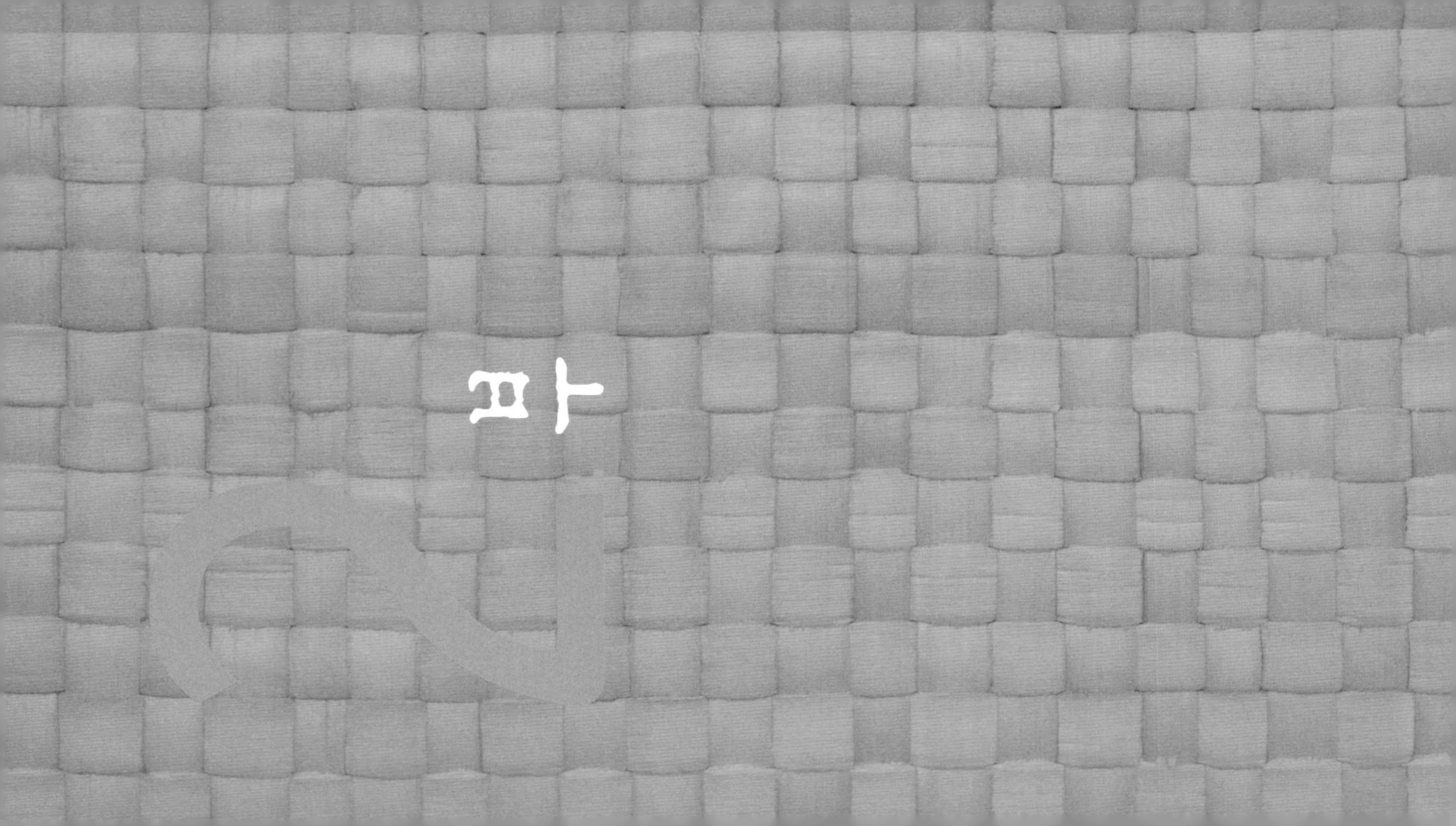
파

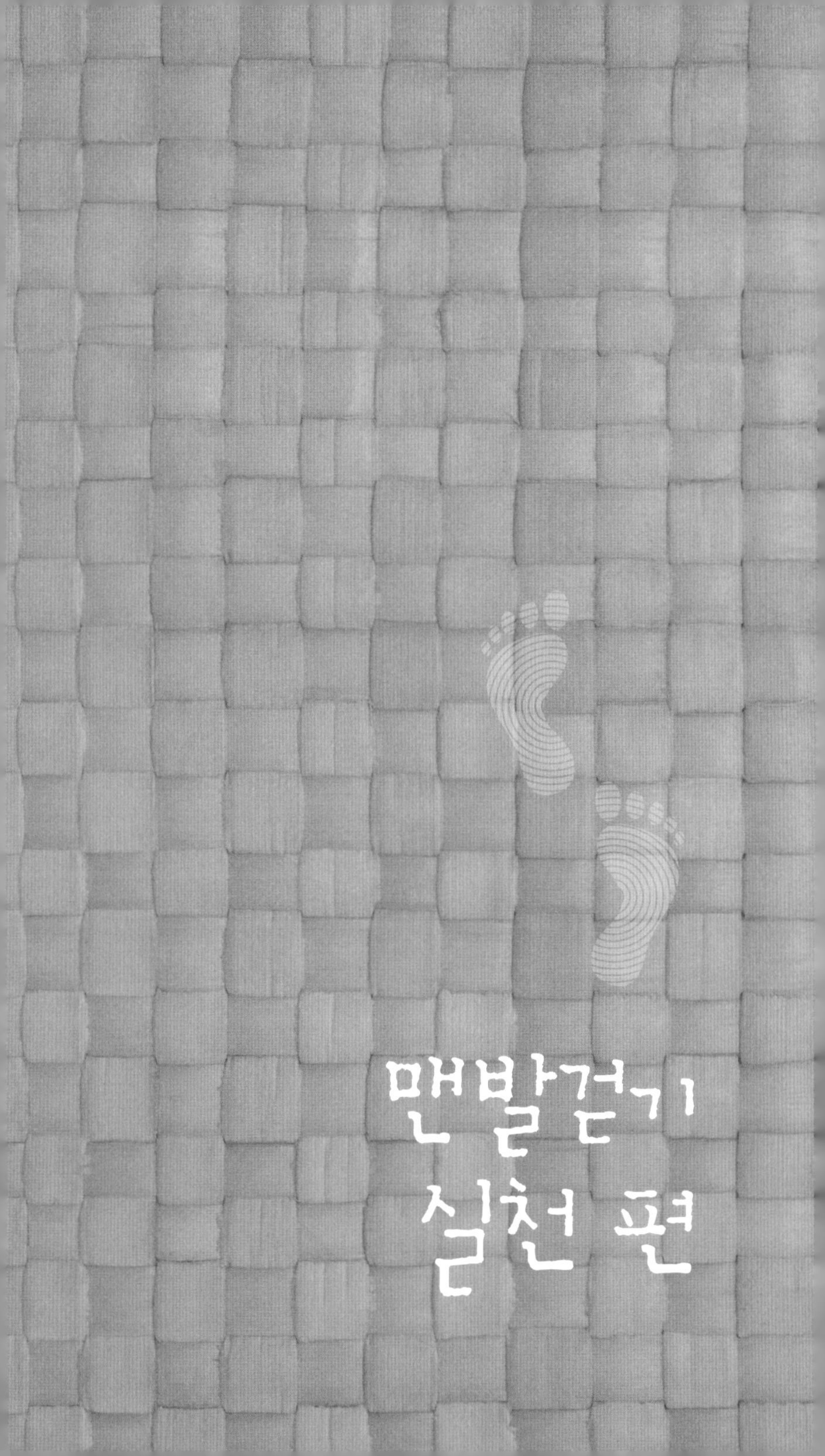
맨발걷기
실천 편

Q16
발지압과 맨발걷기는 무엇이 다른가요?

"맨발걷기도 결국 발 지압 아닌가요?"
"발을 자극한다는 점에서는 결국 같은 것 아닌가요?"
"자극 방식은 어떻게 다른가요?"

발지압과 맨발걷기는 '발바닥 감각 자극'이라는 공통점을 가지고 있습니다. 그래서 크게 다르지 않은 것처럼 보일 수 있습니다. 하지만 발지압이 '자극 중심'이라면 맨발걷기는 '조절 중심'입니다. 그렇다면 발지압과 맨발걷기는 구체적으로 어떤 차이가 있을까요?

먼저, 자극 방향입니다. 발지압이 특정 지점을 집중적으로 자극한다면 맨발걷기는 발바닥을 통해 받은 자극을 전신으로 연결합니다. 한 곳에만 자극을 주고 끝나는 것이 아니라 자극이 온몸을 연결하며 전신 조절을 유도합니다.

두 번째로 수동과 능동입니다. 발지압이 자극을 받기만 하는 수동적인 구조라면 맨발걷기는 감각에 따라 자극을 조절하는 능동적인 구조를 가집니다. 보폭 조절, 체중 이동, 속도 조절 등을 통해 내가 받는 자극을 스스로 조절할 수 있습니다.

세 번째로 자극 형태입니다. 발지압이 특정 지점에 강한 압력을 주는 정적인 자극이라면 맨발걷기는 발 전체에 분산된 압력을 주어 전신으로 이동하는 동적인 자극입니다. 발바닥에서 시작해 발가락, 발목, 무릎, 골반까지 연결시킬 수 있습니다.

마지막으로로 자극 목적입니다. 발지압이 즉각적인 자극 반응을 통한 통증 완화가 목적이라면 맨발걷기는 보행 패턴을 개선하고 균형을 회복하여 최종적으로 감각을 회복하는 것이 목적입니다. 발지압이 '자극을 주는 방법'이라면 맨발걷기는 '움직임을 바꾸는 실천'입니다. 이처럼 발지압과 맨발걷기에는 분명한 차이가 있습니다.

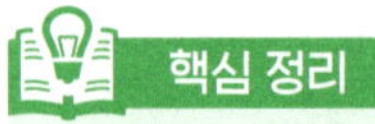

- 발지압과 맨발걷기는 구조적으로 다르다.
- 발지압은 점 자극, 맨발걷기는 흐름 자극이다.
- 발지압은 수동, 맨발걷기는 능동이다.
- 발지압은 자극 중심, 맨발걷기는 조절 중심이다.
- 맨발걷기의 본질은 보행 기능 회복이다.

준비운동과
마무리 운동이 있나요?

"맨발걷기 전에 스트레칭을 꼭 해야 하나요?"
"걷고 난 뒤에도 발을 따로 관리해야 할까요?"

맨발걷기에도 준비운동과 마무리 운동이 필요합니다. 준비운동을 통해 감각을 깨우고, 마무리 운동을 통해 회복을 완성합니다. 맨발걷기는 준비 → 자극 → 회복의 흐름으로 이루어집니다. 만약 준비운동 없이 바로 걷기를 시작하면 몸의 방어 반응이 증가해 효과가 떨어지고, 마무리 운동 없이 걷기를 끝내면 피로를 제때 회복할 수 없습니다. 그렇다면 준비운동과 마무리 운동은 구체적으로 어떤 효과가 있을까요?

먼저, 준비운동은 '감각을 활성화하는 과정'입니다. 사람들은 대부분 준비운동을 단순한 스트레칭으로 생각합니다. 하지만 맨발걷기에서 준비운동은 근육을 깨우는 과정입니다. 걷기 전 2~3분 정도 발바닥의 지면 접촉을 인식하고, 감각수집기관인 눈과 귀 발가락과 발목을 움직이면서 감각을 깨우고 관절 가동성을 확보합니다.

다음은 걷기 중 감각 체크입니다. 걷는 중에는 별도의 운동이 필요 없으나 중간중간 체크해야 할 요소들이 있습니다. '발바닥 감각 유지 여부', '발의 무거움 또는 둔화 여부', '발가락 긴장 상태'를 살펴보며 걷기를 조절합니다.

마지막으로 걷기 후 마무리 운동은 '회복 연결'입니다. 귓불을 자극하고, 큰 박수를 쳐서 혈액 순환을 활성화하고, 발의 상태를 확인하고 발가락과 종아리를 이완시키며 순환을 유도합니다. 마무리 운동의 목적은 자극이 아닌 회복과 순환이기에 부드럽게 진행하는 것이 좋습니다. 준비운동과 마무리 운동을 통해 다음 맨발걷기를 준비하면 부담 없이 걷기를 지속할 수 있습니다.

- 준비운동은 감각을 깨우는 과정이다.
- 마무리 운동은 회복을 완성하는 과정이다.
- 맨발걷기는 전·중·후 흐름으로 완성된다.
- 강한 자극보다 부드러운 연결이 중요하다.
- 지속의 핵심은 준비와 마무리의 반복이다.

맨발로 걸으면 발바닥이 아픈데
왜 그런가요?

"맨발로 걷기 시작했는데 왜 생각보다 발바닥이 아플까요?"

"이 통증은 문제가 생긴 신호일까요, 아니면 정상적인 과정일까요?"

많은 분이 걱정하시는 부분입니다. 맨발걷기에서 통증은 문제가 아니라 '몸이 보내는 적응 신호'입니다. 발바닥이 아픈 것은 당연한 현상입니다. 발바닥은 7,000여 개의 신경 말단이 존재하는 고유수용감각기가 밀집된 부위 중 하나이기 때문입니다. 평소에는 신발을 신고 생활하면서 발을 자극할 일이 별로 없었기에 맨발걷기가 주는 자극에 더 민감하게 반응하는 것도 있습니다. 이때 나타나는 통증은 감각이 다시 활성화되는 과정이므로 긍정적인 신호입니다.

통증을 '몸이 보내는 구조 신호'로 해석하는 경우도 있습니다. 바로 발 아치에 오는 통증입니다. 발 아치는 체중을 분산하고 충격을 흡수합니다. 이러한 기능이 저하되면 발바닥 특정 지점에 부하가 집중되며 과부하가 생깁니다. 여기에서 통증이 시작됩니다. 따라서 맨발걷기에서 오는 통증은 없애야 할 것 이전에 몸이 보내는 피드백으로 인식해야 합니다. 그렇다면 발바닥 통증은 어떤 종류가 있을까요?

먼저, 적응 과정에서 오는 통증입니다. 둔하고 넓게 퍼지는 느낌과 함께 발 전체에 묵직한 피로감이 오고, 걷기 후 다음 날 가벼운 뻐근함이 있다면 몸이 맨발걷기에 적응하고 있다는 신호입니다. 정상 범주 안에 있는 통증입니다.

다음은 조절이 필요한 통증입니다. 욱신거리는 느낌과 함께 특정 부위에 반복적인 압통이 있고, 걷기 후 다음 날 통증이 심해진다면 걷기 강도 조절이 필요합니다.

마지막으로 중단이 필요한 통증입니다. 찌르는 듯한 날카로운 통증과 함께 걷기 어렵고, 걷기 후 통증이 24~48시간 이상 지속된다면 몸에 과부하가 왔거나 특정 부위에 손상이 왔다는 신호입니다. 맨발걷기를 중단하고 회복에 집중해야 합니다.

이처럼 통증은 부위와 정도에 따라 다르게 해석할 수 있습니다. 통증은 피하거나 없애야 할 신호가 아니라 조절해야 할 신호입니다.

핵심 정리

- 발바닥 통증은 감각 재활성 과정이다.
- 통증은 문제보다 정보에 가깝다.
- 통증은 양상, 위치, 지속으로 판단한다.
- 국소 부위에 날카로운 통증은 위험 신호다.

발이 따뜻해지거나
통증이 변화하는데 괜찮나요?

"맨발로 걷고 나면 발이 유난히 뜨거워집니다. 괜찮나요?"

"통증이 사라지지는 않는데 위치가 바뀝니다. 괜찮은 건가요?"

맨발걷기를 통해 흔히 나타나는 현상입니다. 발이 따뜻해지는 이유는 혈류와 신경 반응 때문입니다. 맨발로 지면을 접촉하면 감각 자극이 증가하고 국소 혈류가 활성화되면서 혈관이 확장됩니다. 그 결과 발바닥 온도가 올라가고 화끈거릴 수 있습니다. 이것은 정상적인 반응으로 크게 신경쓰지 않아도 됩니다. 그러나 강한 열감과 함께 통증이 있거나, 붓기와 열감이 같이 생길 경우에는 과부하 또는 염증 반응일 가능성이 높습니다. 이때는 걷기 조절이 필요합니다.

통증의 위치가 변하는 이유는 부하 재분배 때문입니다. 맨발걷기를 하면 보행 패턴과 그에 따른 체중 분산 구조에 변화가 생깁니다. 또한 근육 사용이 증가하고 근막도 같이 긴장하면서 결과적으로 통증의 위치가 변할 수 있습니다. 이것은 몸이 새로운 균형을 찾아가는 과정(재분배)입니다.

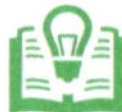

핵심 정리

- 발의 열감은 대부분 혈류, 감각 활성 반응이다.
- 통증 이동은 긴장 재분배 과정일 수 있다.
- 통증은 조건에 따라 변하는 반응이다.

맨발걷기를 하면
안 되는 경우가 있나요?

"지금 맨발걷기를 해도 괜찮나요?"

"혹시 지금 상태에서는 무리가 되지 않을까요?"

"지금은 시작하지 않는 것이 더 안전하지 않나요?"

맨발걷기는 가능 여부를 판단하지 않고 '조건과 강도'를 봅니다. 따라서 하지 말아야 할 상태가 따로 있는 것은 아닙니다. '나의 몸이 자극을 감당할 수 있는 상태인가?'가 중요합니다. 같은 맨발걷기라도 출발할 때 상태, 체력 수준, 기저질환 여부에 따라 강도와 시간, 지면이 달라져야 하기 때문입니다. 일상 보행이 가능하고 최근 수술을 받았거나 급성 염증이 없는 상태라면 누구나 맨발걷기를 시작할 수 있습니다. 다만, 당뇨^(말초신경병증), 말초 혈관 질환, 심혈관 질환, 심한 관절 질환, 족

저근막염이 있다면 평소보다 더 세심하고 철저하게 관리하면서 맨발걷기를 해야 합니다.

맨발걷기는 누구에게나 열려 있지만, 모두 같은 방식으로 적용되지는 않습니다. 개개인의 조건, 적응 속도, 회복 능력에 따라 알맞은 설계가 필요합니다.

핵심 정리

- 맨발걷기는 대부분 가능하다. 기준은 적응 여력이다.
- 위험군은 세심하고 철저하게 관리하며 접근해야 한다.
- 급성 손상 상태에서는 중단이 우선이다.
- 중단은 실패가 아니라 조절 전략이다.

맨발걷기를 해도 되는지
어떻게 판단하나요?

"조금 불편한데… 계속 걸어도 되나요?"

"어제의 피로는 오늘의 경고일까요?"

"중단 시점을 어떻게 객관화할 수 있을까요?"

맨발걷기를 계속할지 결정하는 기준은 명확합니다. 바로 '변화의 방향과 회복 속도'입니다. 출발 전부터 몸 상태를 기록해야 합니다. 이 기록이 있어야 걷기 중인 몸 상태와 비교하며 중단 시점을 잡을 수 있기 때문입니다. 걷는 중에 오는 통증의 변화 양상을 확인하면서 걷기를 조절하거나 중단해야 꾸준히 맨발걷기를 지속할 수 있습니다. 여기서 중요한 것은 통증을 참는 것이 능사가 아니라는 것입니다. 중단할 때는 확실하게 중단하고 회복에 집중해야 몸에 무리가 오지 않습니다.

또한 맨발걷기 다음 날의 상태까지 지켜봐야 합니다. 통증의 회복이 핵심이기 때문입니다. 통증 회복 상태에 따라 전날의 조건을 그대로 이어갈지, 조절할지, 중단할지 결정해야 합니다. 이 과정에서도 기록이 필요합니다. 기록을 통해 명확한 나만의 기준을 세워야 합니다.

 **핵심 정리**

- 판단은 현재가 아니라 변화 비교다.
- 통증보다 패턴이 중요하다.
- 참는 것은 기준이 아니다.
- 회복 속도가 최종 판단 기준이다.

부상 위험은
없나요?

"맨발걷기를 하다 다칠 수도 있나요?"

"부상은 피할 수 있을까요?"

"혹시 발에 상처가 나면 감염되거나 파상풍 위험도 있는 걸까요?"

맨발걷기에서 부상은 우연이 아니라 속도, 강도, 점검 관리에 따라 다양한 형태로 찾아옵니다. 흔한 부상 패턴 몇 가지를 알아보겠습니다.

먼저, 발바닥 근막 과부하입니다. 뒤꿈치 또는 발바닥 중앙에 통증이 옵니다. 장시간 단단한 지면을 걸을 때 생깁니다.

두 번째는 발 앞쪽 또는 발가락 통증입니다. 발가락 뿌리 쪽에 통증이 오거나 타는 듯한 느낌이 옵니다. 발가락에 과도한 힘을 사용할 때 생깁니다.

세 번째는 발목 불안정입니다. 발목이 접질린 듯한 느낌이 오거나 내, 외측에 불편함이 옵니다. 피로가 다 풀리지 않은 상태로 불안정한 지면을 걸을 때 생깁니다.

네 번째는 종아리 또는 아킬레스 건 긴장입니다. 종아리가 당기거나 아킬레스 건에 뻣뻣한 느낌이 듭니다. 갑자기 걷는 시간을 늘릴 때 생깁니다.

다섯 번째는 무릎과 허리에 부담이 생기는 것입니다. 상체가 무겁고 무릎에 통증이 옵니다. 발 기능이 저하되어 상위 관절에 부담이 전달될 때 생깁니다.

마지막으로 발의 상처입니다. 맨발걷기는 말 그대로 '맨발'로 걷기에 발에 상처가 날 수 있습니다. 걷기 전과 후에 발을 살펴보며 상처가 있는지 점검해야 합니다. '이 정도는 괜찮겠지'라고 무시하면 더 큰 부상으로 이어질 수 있습니다. 특히 파상풍 위험에도 노출될 수 있기에 상처를 발견하면 되도록 빨리 세척하고 소독해야 합니다. 또한 상처가 다 나을 때까지는 맨발걷기를 중단하는 것이 좋습니다.

그렇다면 부상은 어떻게 예방할 수 있을까요? 답은 생각보다 간단합니다. 속도를 낮추고, 여유를 가지면서 걸으며, 통증 강도가 6 이상이면 즉시 중단하는 것입니다. 빨리 걷는다고 좋은 것이 아닙니다. 중요한 것은 내 몸에 맞는 적절한 속도와 시간입니다.

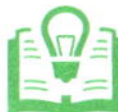 **핵심 정리**

- 맨발걷기 부상은 대부분 예방 가능하다.
- 핵심은 속도·강도·신호 해석이다.
- 흔한 부상은 과부하 패턴에서 발생한다.
- 발 상처는 관리 실패에서 감염된다.
- 안전은 습관화된 점검에서 나온다.

Q23
신발 신고 걸으면 안 되나요?

신발이 문제가 아니라 이 문제입니다. 발은 26개의 뼈, 33개의 관절, 100개 이상의 근육과 인대로 이루어진 정교한 기관입니다. 이러한 이유로 발은 충격 흡수, 지면 감지, 체중 분산 등의 중요한 역할을 맡아왔습니다. 그러나 신발로 인해 자극이 감소되면서 발의 기능이 저하되었습니다. 이는 체중 이동의 불안정, 무릎과 허리의 부담 증가, 균형 불안정 등의 결과를 가져왔습니다. 물론 현대 사회에서 신발은 필요합니다. 신발의 보호 없이 걷는 것은 현실적으로 어렵습니다. 문제는 '신발만 사용하는 생활이 계속되는 것'입니다. 따라서 맨발걷기를 통해 '발의 기능을 다시 회복'해야 합니다.

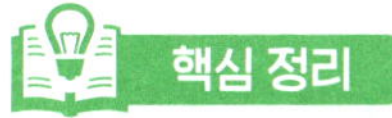

- 신발은 보호 기능을 가진 필수 장비다. 그러나 장기 사용 시 발 기능 일부를 대신한다.
- 발 기능 저하는 감각, 아치, 발가락 기능 감소로 나타난다.
- 맨발걷기는 발 기능을 다시 활성화하는 과정이다.
- 핵심은 신발 제거가 아니라 기능 회복이다.

맨발걷기 실천 편 셀프 체크리스트

Q 자극이 아니라 조절로 걷고 있나요?

Q 준비와 마무리를 제대로 지키고 있나요?

Q 통증과 변화를 제대로 읽고 있나요?

Q 멈춰야 할 때 멈출 수 있나요?

Q 환경과 도구를 내 몸에 맞게 사용하고 있나요?

Q 맨발걷기를 계속할 수 있도록 조절하고 있나요?

MEMO

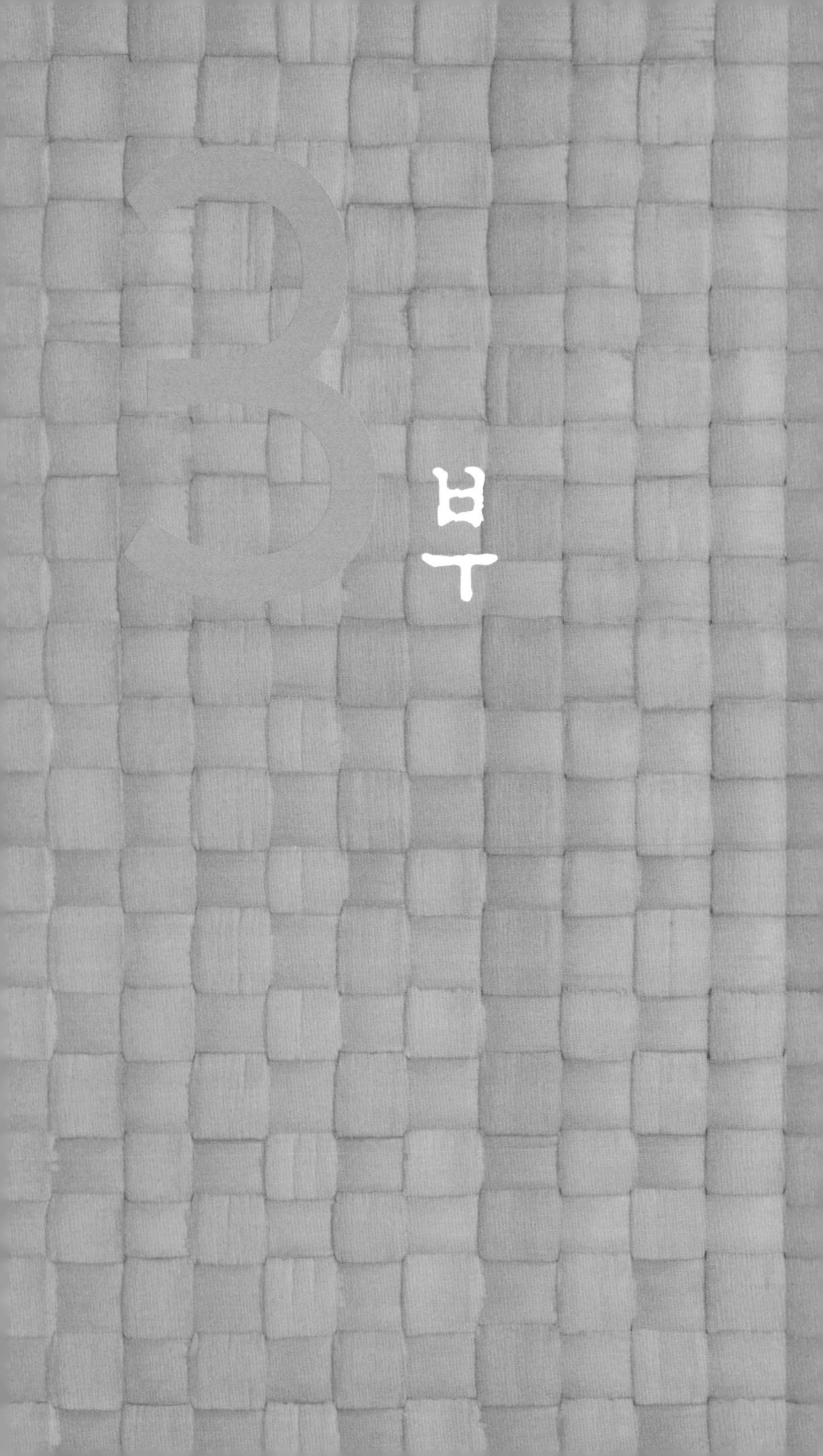
3
부

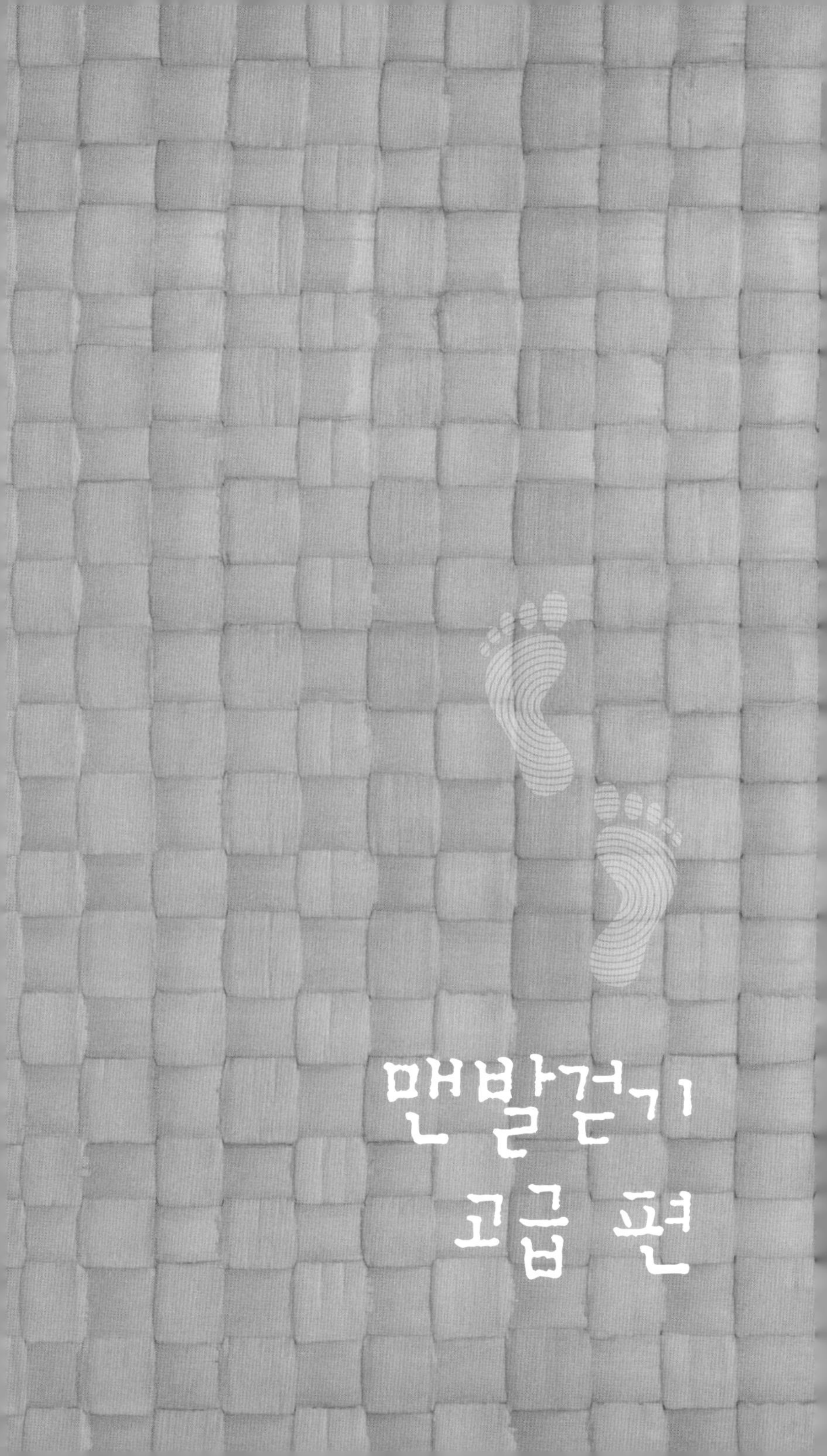
맨발걷기
고급편

어싱(Earthing)이
뭔가요?

"어싱은 단순히 맨발로 걷는다는 뜻인가요?"
"자연을 느끼는 감각적인 행위인가요?"
"과학적인 원리가 있나요?"

어싱은 전기적인 상태(조건)를 의미합니다. 즉, 신체와 지면 사이에 전도성 접촉이 형성되고 전위 차이를 완화하는 상태입니다. 맨발걷기는 어싱이 일어나는 대표적인 방법입니다. 그렇다면 '전위 차이'는 무엇일까요?

지구는 0V의 기준 전위를 가진 거대한 기준점입니다. 여기에서 살아가는 우리는 전자기기, 생활 환경 등으로 미세하지만 0V를 초과하는 전위 상태를 가집니다. 이때 지면과 접촉하면 몸과 지면 사이의 전위 차이가 줄어들거나 동등해집니다. 이를 통해 잃어버린 기본 상태를 회복할 수 있습니다. 맨발걷기로 인한 어싱을 통해 감각 회복, 구조 재학습, 자율신경 자극 등을 경험하면서 원래 신체가 가져야 할 본연의 상태로 회복하세요.

 **핵심 정리**

- 어싱은 감각이 아니라 전기적 상태다.
- 인체와 지면 사이의 전위 차이를 줄이는 조건이다.
- 맨발걷기는 어싱을 만드는 방법 중 하나다.
- 현대 환경에서 단절되었기에 어싱이 다시 등장했다.

어싱(Earthing)의
원리가 뭔가요?

"어싱은 어떤 전기적 원리가 있나요?"

"정말로 전기가 흐르나요?"

"우리 몸에는 실제로 전기가 있나요?"

어싱은 단순히 전기가 들어오는 현상이 아니라 전기적 불균형을 줄이는 과정입니다. 우리 몸은 전기화학적 시스템으로 움직입니다. 우리 몸이 전기를 사용하는 것이 아니라 전기적 원리 위에서 작동하는 것입니다. 신경 신호 전달, 근육의 수축과 이완, 심장 박동 리듬, 세포 간 물질 이동 등 모두 전위 차이를 기반으로 두고 있습니다. 특히 세포는 세포막을 사이에 두고 이온 농도 차이를 유지하는데, 이 과정에서 전위 차이가 생깁니다. 어싱을 통해 우리 몸과 지면이 연결되면 전위 차이로 인해 생긴 불균형을 바로잡을 수 있습니다. 따라서 어싱은 전기적 불균형을 줄이고 지구의 기준 상태(균형)로 돌아가는 과정입니다.

 **핵심 정리**

- 인체는 전위 차이와 이온 이동으로 작동하는 전기화학적 시스템이다.
- 어싱은 인체와 지면 사이의 전위 차이를 완화하는 물리적 조건이다.
- 어싱은 에너지 주입이 아니라 전기적 균형 회복 과정이다.

지구의 자유전자가
뭔가요?

"왜 어싱에서 자유전자가 자주 언급되나요?"

"자유전자가 뭔가요?"

자유전자를 에너지나 치유 물질로 오해하시는 분들이 있습니다. 그러나 자유전자는 치유 에너지가 아니라 전기 전도를 설명하는 물리 개념으로, '물질 내부에서 비교적 자유롭게 이동할 수 있는 전자'입니다. 그렇다면 어싱에서는 왜 자유전자를 언급할까요? 그 이유는 전위 차이를 설명하기 위해서입니다. 우리 몸과 지면이 접촉하면 둘 사이의 전위 차이가 줄어드는 과정이 생기는데, 이때 전자의 이동 가능성이 있기에 자유전자를 언급하는 것입니다. 하지만 자유전자 연구는 현재까지 매우 제한적인 수준이기에 자유전자를 치유 물질, 에너지 전달 개념 등으로 설명하는 것은 과학적으로 과장된 해석입니다. 또한 맨발걷기를 통해 느끼는 안정감이 자유전자 때문이라는 해석도 지양해야 합니다.

 **핵심 정리**

- 자유전자는 이동 가능한 전자를 의미하는 물리 개념이다.
- 전기 전도 현상을 설명하기 위해 사용된다.
- 자유전자는 일부 설명 요소이다.

어싱은 우리 몸에
어떤 영향을 주나요?

"어싱은 우리 몸에 어떤 변화를 주나요?"

"항산화와 연결될 수 있나요?"

"스트레스나 신경계에도 영향을 주나요?"

어싱은 우리 몸의 과잉 상태를 조절하고 균형 조건을 형성하는 환경입니다. 따라서 단일 효과가 아니라 여러 생리적 경로가 연결된 흐름으로 이해해야 합니다. 그렇다면 어떻게 해석해야 할까요?

먼저, 항산화와 연결되는 지점입니다. 정상적인 대사 과정에서도 활성산소(ROS)가 생성되는데, 여기서 문제는 '활성산소의 과잉 상태(산화스트레스)'입니다. 어싱은 이러한 불균형을 해소하는 데 집중합니다. 다만, 아직 연구 단계에서 나온 가능성이기에 섣불리 판단하는 것은 지양해야 합니다.

다음은 스트레스와 연결되는 지점입니다. 스트레스를 받은 상태에서는 몸의 에너지 사용이 증가합니다. 이에 따라 활성산소 생성도 증가합니다. 결국 활성산소로 인해 피로와 통증, 회복 지연이 나타납니다. 이때 어싱을 통해 이러한 증상을 감소시킬 수 있습니다.

마지막으로 자율신경계와 연결되는 지점입니다. 긴장과 각성을 담당하는 교감신경, 이완과 회복을 담당하는 부교감신경은 우리 몸의 상태를 안정적으로 유지하는 역할을 맡고 있습니다. 여기서 문제는 현대 사회에서 교감신경이 지나치게 활성화된다는 것입니다. 과도한 긴장 상태를 유지하는 이때 어싱을 통해 지면에 접촉하면 부교감신경이 활성화되어 긴장이 완화되고 자율신경계의 균형을 맞출 수 있습니다.

핵심 정리

- 변화는 단일 효과가 아니라 연결된 생리적 흐름이다.
- 항산화와의 연결은 전자 균형 관점에서의 가능성이다.
- 스트레스와 활성산소는 하나의 과정으로 연결된다.
- 자율신경계는 회복을 결정하는 핵심 시스템이다.
- 어싱은 자극을 더하는 것이 아니라 과잉을 낮추는 환경이다.

활성산소가
뭔가요?

"활성산소는 몸에 나쁜 건가요?"

"운동하면 활성산소가 늘어난다는데 괜찮은가요?"

"어싱이 활성산소를 없앤다는 말은 맞는 표현인가요?"

활성산소(ROS, Reactive Oxygen Species)는 우리 몸에서 산소가 에너지로 전환되는 과정에서 생성되는 반응성이 높은 산소 분자입니다. 쉽게 말하면 전자가 불안정한 상태로 존재하기에 주변 물질과 빠르게 반응하려는 성질을 가지고 있습니다. 이러한 성질 때문에 흔히 '공격적이다'라고 표현되지만, 실제로는 생리적으로 필요한 역할도 함께 수행하는 물질입니다. 활성산소는 에너지를 만드는 정상적인 과정에서도 자연스럽게 생성되며 세포 신호 전달이나 면역 반응에도 관여합니다.

문제는 이 활성산소가 과도하게 증가할 때 발생합니다. 이때 항산화 시스템과의 균형이 무너진 상태를 '산화 스트레스'라고 합니다. 이는 세포 손상, 염증 반응, 회복 지연 등으로 이어질 수 있습니다. 따라서 핵심은 활성산소를 완전히 없애는 것이 아니라 과잉 상태를 줄이고 균형을 유지하는 것입니다.

활성산소는 다음과 같은 조건에서 증가하기 쉽습니다. 수면 부족, 만성 스트레스, 과도한 운동, 영양 불균형 등이 대표적이며 특히 회복이 충분하지 않은 상태에서 자극이 반복되면 균형이 쉽게 무너질 수 있습니다.

맨발걷기는 활성산소를 직접 제거하는 방식의 활동이라기보다 자율신경을 안정시키고, 순환을 개선하며, 수면의 질을 높이는 등 몸이 스스로 회복할 수 있는 조건을 만들어주는 역할에 가깝습니다. 이러한 조건이 갖추어질 때 결과적으로 활성산소의 과잉 상태도 완화될 수 있습니다.

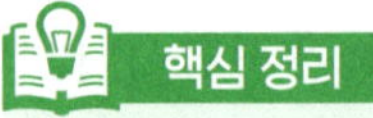

- 활성산소는 제거 대상이 아니라 조절 대상이다.
- 문제는 존재가 아니라 과잉 상태(산화 스트레스)다.
- 수면, 스트레스, 과부하가 활성산소 균형을 좌우한다.
- 맨발걷기는 활성산소를 없애는 것이 아니라 회복 조건을 만든다.
- 변화는 단일 효과가 아니라 연결된 생리적 흐름이다.

Q29 생체전류는 우리 몸에 어떤 영향을 주나요?

우리 몸의 모든 감각과 움직임은 이온 이동으로 인한 전기적 변화에서 시작됩니다. 따라서 생체전류는 우리 몸을 작동시키는 기본 언어입니다. 움직임, 감각, 리듬, 회복은 모두 이러한 전기적 흐름 위에서 이루어집니다. 맨발걷기에서도 마찬가지입니다. 감각 입력, 보행 조절, 균형 유지, 반응 속도 등의 모든 움직임은 생체전류 위에서 이루어집니다. 따라서 맨발걷기는 우리 몸의 작동 원리를 이해하는 과정입니다.

 **핵심 정리**

- 생체전류는 이온 이동에 의해 발생하는 전기적 변화다.
- 신경 신호는 활동전위로 전달된다.
- 생체전류는 감각·움직임·리듬의 기반이다.

Q30
맨발로 땅을 밟으면
왜 마음이 편안해지나요?

　땅을 밟는 순간 몸은 아직 그대로인데, 왜 마음이 먼저 가라앉을까요? 이것은 감각 입력과 자율신경 변화에서 오는 현상입니다. 맨발걷기를 하시는 분들 대부분이 맨발로 지면을 밟을 때 몸이 내려앉는 느낌, 숨이 길어지는 느낌, 마음이 편안해지는 느낌을 받습니다. 이는 심리적인 현상이 아니라 몸이 '연결 상태'로 전환된다는 초기 신호입니다. 감각 정보가 안정적으로 우리 몸에 전달되면 부교감신경이 활성화되어 심박수가 안정되고 호흡이 일정해집니다. 이후 뇌에서 '안정된 상태'라고 판단하여 심리적으로 편안한 상태라고 느끼게 되는 것입니다.

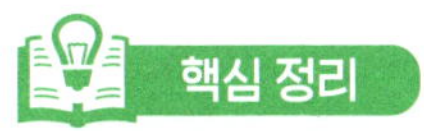

- 마음의 안정은 감각 입력 증가에서 시작된다.
- 자율신경 변화가 생리적 안정으로 이어진다.
- 심리적 안정감은 생리 변화의 결과다.

맨발로 걸으면 잠을 잘 자는데
왜 그런가요?

"통증은 아직 그대로인데, 수면의 질이 좋아졌어요."

맨발걷기를 꾸준히 하시는 분들이 자주 하시는 말입니다. 몸은 여전히 뻐근하고 아픈데 깊은 잠을 자고 중간에 깨는 횟수가 줄어듭니다. 이것은 몸이 회복하는 과정에서 나타나는 자연스러운 흐름입니다. 우리 몸은 겉으로 드러나는 증상보다 먼저 회복이 가능한 부분부터 빠르게 변화합니다. 수면의 질이 좋아졌다는 것은 본격적으로 회복이 시작되었다는 신호로 해석할 수 있습니다.

과학적으로 자세하게 알아보겠습니다. 수면의 생리적 지표라고 불리는 '심박변이도(HRV)'가 있습니다. 일반적으로 HRV가 증가하면 부교감신경이 활성화되었다(회복 상태)는 뜻이고, 감소하면 교감신경이 활성화되었다(스트레스 상태)는 뜻입니다. 맨발걷기를 하면 부교감신경이 활성화되어 HRV가 상승하고, 수면의 질 향상으로 이어집니다. 그렇다면 왜 통증보다 먼저 변할까요? 그 이유는 통증과 수면은 반응 속도가 다르기 때문입니다. 통증은 구조적인 변화와 기능적인 변화가 필요하기에 반응 속도가 느립니다. 반대로 수면은 신경계를 중심으로 변화하기에 반응이 빠릅니다. 따라서 수면의 질이 먼저 개선된 후에 통증 회복으로 이어지는 것입니다.

핵심 정리

- 수면의 질 향상은 맨발걷기 변화의 초기 신호다.
- 통증 변화는 그다음에 나타난다.
- HRV는 수면 질과 밀접하게 연결된다.
- 수면 개선은 회복 조건이 형성되었다는 의미다.

간헐적 단식과
같이 해도 되나요?

"공복 상태에서 맨발로 걷는 게 더 좋다는 말도 있던데 사실인가요?"

간헐적 단식은 섭취의 리듬을 조절하여 대사 과부하를 막습니다. 맨발걷기 또한 근육의 포도당 흡수를 증가시키고 혈당 안정화에 도움을 주기에 간헐적 단식과 맨발걷기는 조건을 맞추면 회복의 시너지가 증가합니다. 단, 주의해야 할 점이 있습니다. 바로 저강도로 걷는 것입니다. 공복 상태에서의 가벼운 맨발걷기는 좋은 시너지 효과를 내지만, 강한 자극은 오히려 스트레스가 쌓일 수 있기 때문입니다. 따라서 간헐적 단식과 맨발걷기 사이의 균형을 유지해야 좋은 결과를 얻을 수 있습니다.

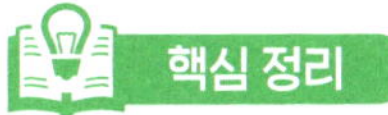

- 회복은 섭취와 사용의 리듬이 맞을 때 일어난다.
- 맨발걷기는 신경계를 안정시키고, 간헐적 단식은 대 사계를 안정시킨다.
- 두 조건이 결합되면 회복 환경이 확장된다.
- 공복 걷기는 저강도 조건에서 유리할 수 있다.
- 핵심은 강도가 아니라 리듬이다.

맨발걷기의 효과가
사람마다 다른 이유는 뭔가요?

"같은 맨발걷기를 해도 왜 어떤 사람은 수면이 먼저 좋아지고, 어떤 사람은 통증이 줄어들며, 어떤 사람은 큰 변화가 없나요?"

맨발걷기를 시작하면 사람들은 즉각적이고 빠른 변화를 기대합니다. 그리고 별 효과가 나타나지 않으면 마음이 조급해집니다. 맨발걷기는 빠른 변화를 기대하지 않습니다. 중요한 것은 회복 신호를 잘 해석하는 것입니다. 사람마다 수분균형, 전해질균형, 기초 체력 수준, 수면의 질, 기저질환, 스트레스 수준 등 살아온 환경과 신체 조건이 다르기에 회복 속도에 차이가 날 수밖에 없습니다. 따라서 수면의 질이 개선되거나 통증이 늦게 변하거나 몸에 아무 변화가 없는 것 모두 회복

단계의 차이일 뿐 효과의 차이가 아닙니다.

핵심 정리

- 같은 맨발걷기라도 회복 경로는 다르다.
- 이것은 능력의 차이가 아니라 내 몸의 환경 차이다.
- 변화의 순서는 사람마다 다르게 나타난다.
- 변화가 있다고 해서 무조건 정상은 아니다.

Q 어싱을 정확히 이해하고 있나요?

Q 어싱 원리의 핵심을 설명할 수 있나요?

Q 생활 리듬과 대사 조건까지 함께 보고 있나요?

Q 몸의 기준과 회복 경로를 설명할 수 있나요?

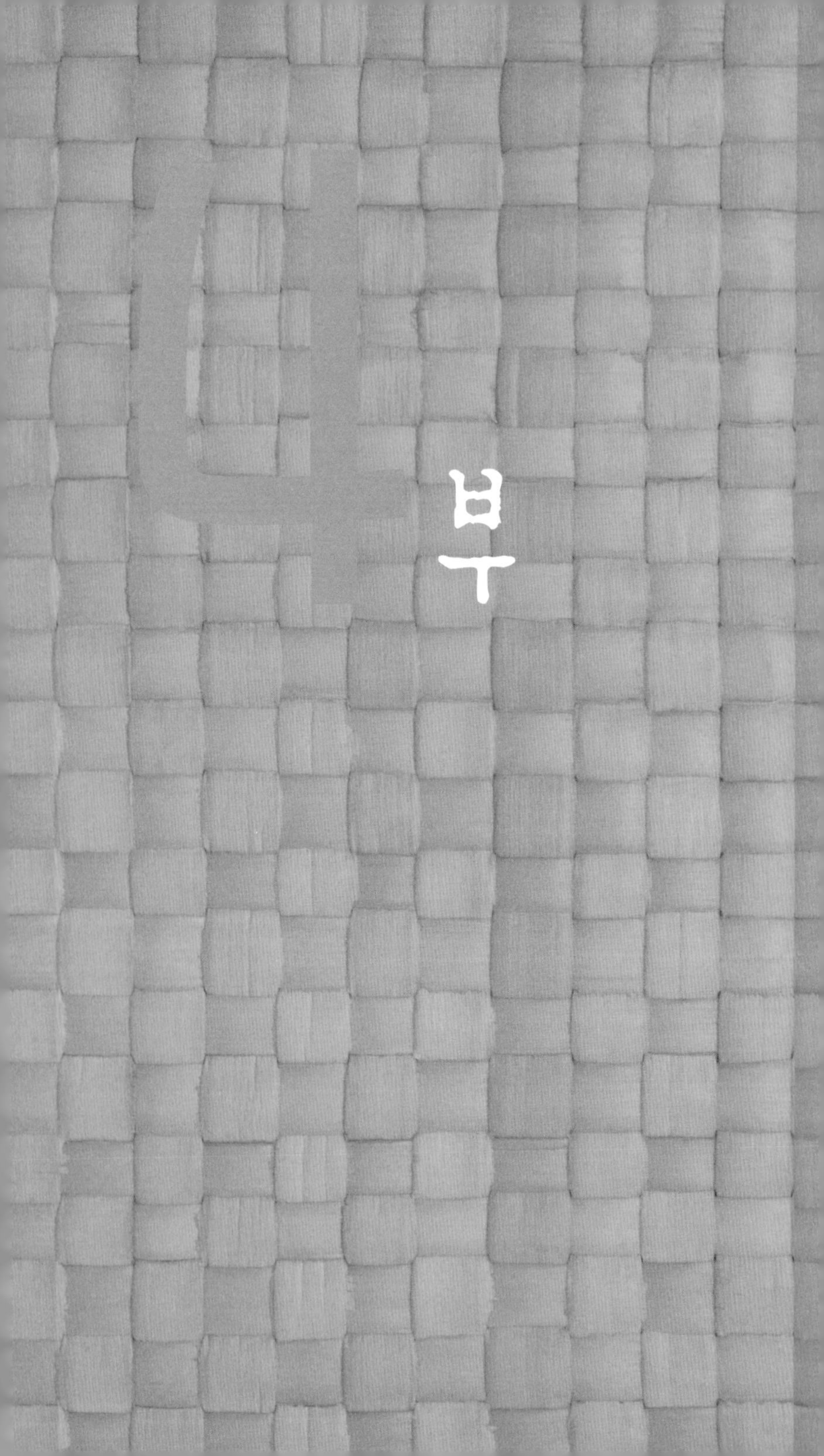
부

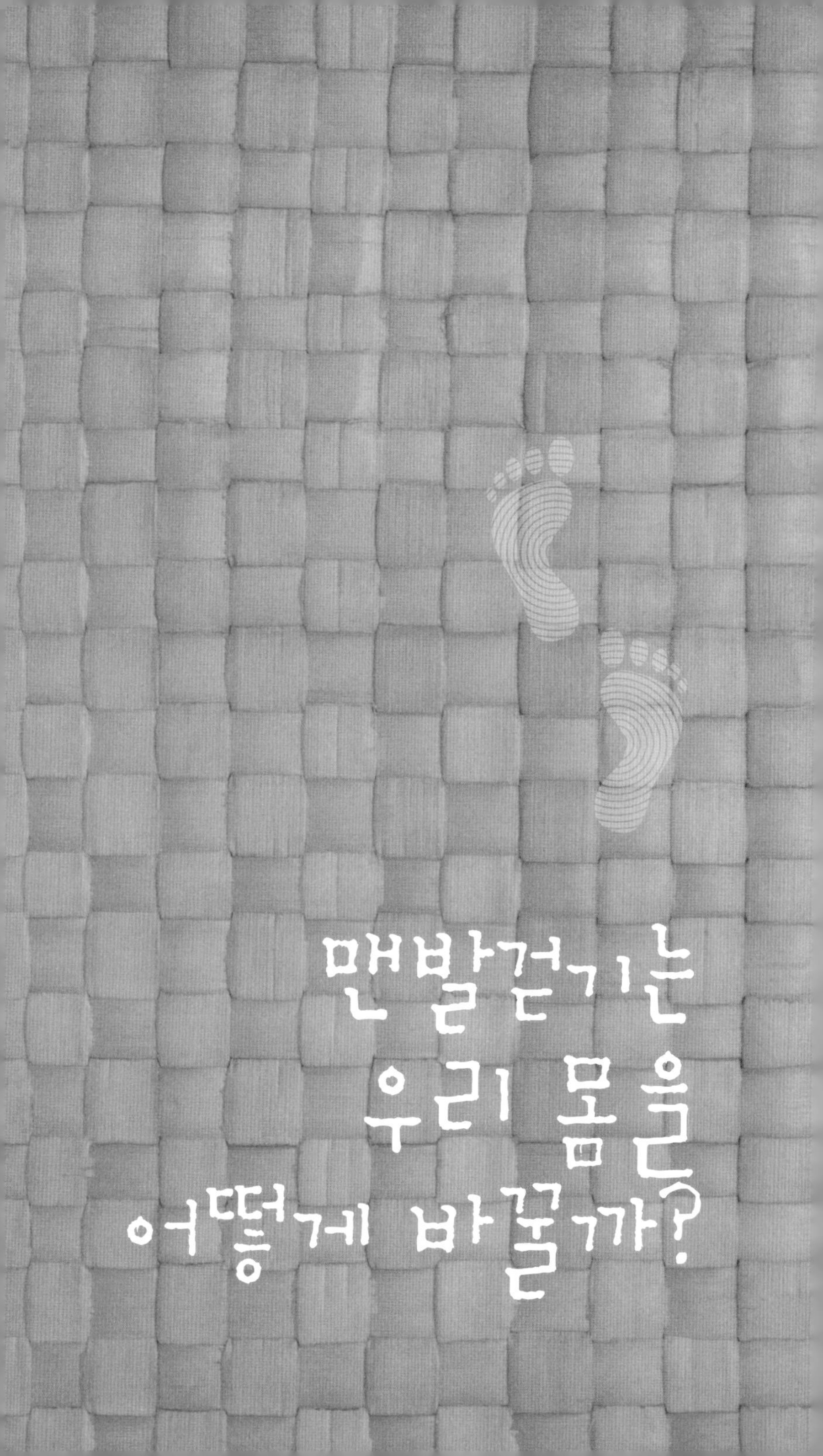

맨발걷기는
우리 몸을
어떻게 바꿀까?

전해질이
뭔가요?

"전해질은 전기를 만드는 물질인가요?"
"몸에 흐르는 전기와 전해질은 어떤 관계가 있나요?"

전해질은 전기를 만드는 것이 아니라 전기가 작동할 수 있는 조건을 만드는 물질입니다. 정확한 정의는 '체액 속에서 이온 형태로 존재하며 전하를 띠는 물질'입니다. 전해질이 있어야 전기 신호를 발생시킬 수 있고 세포들이 일할 수 있습니다. 또한 전해질은 이온 농도를 정밀하게 조절하기에 전해질이 부족하면 근육 경련, 피로 증가, 두통, 집중력 저하 등의 증상이 나타날 수 있습니다. 전해질 균형이 안정적일 때 맨발걷기효과를 안정적으로 누릴 수 있습니다.

- 전해질은 체액 속 이온이다.
- 전해질은 전기를 만드는 것이 아니라 작동 조건이다.
- 생체전기는 이온 이동에 의해 발생한다.

맨발걷기와 전해질은
어떤 관계가 있나요?

"맨발걷기가 전해질을 바꿀 수 있나요?"

결론부터 말씀드리면 맨발걷기는 전해질을 직접 바꾸는 것이 아닌 간접적으로 영향을 주는 요소입니다. 지금까지의 생리학적, 임상적 의견을 종합하면 맨발걷기가 혈중 전해질 농도에 직접적인 영향을 준다는 명확한 근거는 없습니다. 전해질은 신장과 호르몬 시스템이 관장하기에 특정한 활동 하나로 쉽게 변하지 않습니다. 다만, 맨발걷기를 통해 순환 개선, 스트레스 완화, 자율신경 안정 등 간접적으로 영향을 줄 수는 있습니다. 정리하자면 맨발걷기는 전해질을 바꾸는 것이 아니라 전해질 균형이 안정적으로 유지될 수 있는 환경을 만듭니다.

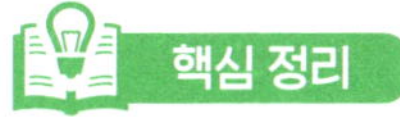 **핵심 정리**

- 맨발걷기가 전해질을 직접 변화시킨다는 근거는 제한적이다.
- 전해질은 신장과 호르몬 시스템에 의해 조절된다.
- 신체 활동은 항상성 유지에 간접적으로 기여할 수 있다.

전해질은 어떻게
보충하나요?

"어떤 날은 같은 거리를 걸어도 더 쉽게 지칩니다. 이유가 뭔가요?"

같은 조건으로 걸어도 유독 쉽게 지치는 날이 있습니다. 그 이유는 **몸의 기본 조건**(수분, 전해질)**의 차이** 때문입니다. 우리 몸은 약 60%가 물로 구성되어 있기에 대부분의 생리 작용은 체액 안에서 이루어집니다. 그렇다면 전해질은 어떻게 보충할까요? 바로 **밥을 먹는 것**입니다. 대부분의 성인이라면 균형 잡힌 식사만으로도 전해질을 충분히 채울 수 있습니다. 따라서 평소보다 빨리 지치거나 컨디션이 좋지 않을 때, 수분 섭취와 균형 잡힌 식사로 수분과 전해질을 보충하면 회복할 수 있습니다.

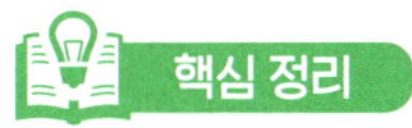

- 전해질은 신경·근육 기능의 기반이다.
- 수분은 회복 흐름을 유지하는 매개다.
- 효과가 더딜 때는 강도보다 조건을 먼저 점검한다.
- 대부분은 식사로 충분하다.

물은 우리 몸에
어떤 영향을 주나요?

"충분히 쉬었는데도 몸이 무거워요. 왜 그런가요?"
"가벼운 활동에도 쉽게 숨이 차요. 왜 그럴까요?"

피로는 체력보다 수분과 체액 흐름에 문제가 생길 때 자주 나타납니다. 몸에 수분이 부족하면 혈장량이 감소하고 혈액의 점도가 올라가 순환 효율이 떨어집니다. 이때 우리 몸은 순환 효율을 올리기 위해 더 많은 에너지를 소비하고, 이것이 피로로 이어집니다.

수분 부족은 세포에도 영향을 줍니다. 근육이 수축하고 피로 회복 속도가 떨어집니다. 또한 체온 조절이 제대로 되지 않아 결국 작은 활동에도 쉽게 지치게 됩니다. 이때 수분을 보충해야 원활한 몸 상태로 돌아올 수 있고, 다시 활동할 수 있습니다.

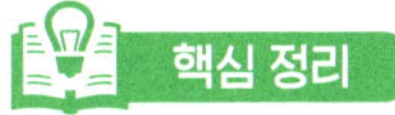

- 수분은 혈장량과 순환 안정에 관여한다.
- 수분 부족은 전달 효율 저하로 피로를 유발할 수 있다.
- 세포 탈수는 근육 기능과 회복 효율을 떨어뜨린다.
- 체온 조절 기능이 약하면 피로가 증가한다.

물은 얼마나
마셔야 하나요?

"갈증이 느껴질 때만 마셔도 충분한가요?"

"물을 많이 마실수록 더 건강해지는 건가요?"

무턱대고 물을 많이 마신다고 해서 더 건강해지는 것은 아닙니다. 중요한 것은 현재 나의 몸 상태에 맞게 수분을 조절하는 것입니다. 우리는 갈증이 생기면 물을 마십니다. 갈증은 실제로 물이 부족하다는 신호이지만, 그렇다고 갈증이 생길 때까지 물을 마시지 말라는 것은 아닙니다. 그렇다면 미리 물을 많이 마시면 좋은 걸까요? 그렇지 않습니다. 과도한 수분 섭취는 저나트륨혈증을 발생시켜 오히려 위험할 수 있습니다. 물은 한 번에 많이 마시지 않고 적은 양을 여러 번 마시는 것이 좋습니다. 또한 몸의 신호를 관찰하면서 적절한 수분을 섭취해야 합니다. 수분 상태가 안정될 때 맨발걷기의 순환 효율 증가, 신경 반응 개선, 근육 기능 향상 효과가 제대로 나타납니다.

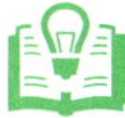 **핵심 정리**

- 갈증은 이미 경미한 탈수 신호일 수 있다.
- 수분 필요량은 개인 조건에 따라 달라진다.
- 과도한 수분 섭취는 전해질 불균형을 초래할 수 있다.
- 수분 섭취는 양보다 조절이 중요하다.
- 물은 나누어 마시는 것이 가장 안정적인 방법이다.

어떻게 하면
회복 효과를 높일 수 있나요?

"왜 같은 맨발걷기를 해도 어떤 사람은 빠르게 회복하고, 어떤 사람은 오래 걸릴까요?"

회복 속도가 다른 이유는 몸의 준비 상태에 따라 달라집니다. 회복은 하나의 자극으로만 만들어지지 않습니다. 여러 생리적인 조건이 동시에 안정될 때 나타나는 통합 반응입니다. 따라서 회복이 빠른 몸은 특별한 체질인 것이 아니라 수분 상태 안정, 전해질 균형 유지, 혈액 순환 원활, 수면의 질 확보, 자율신경 균형 등이 모여 흐름이 막히지 않는 상태를 유지하는 몸입니다. 중요한 것은 회복이 자연스럽게 일어나도록 환경을 조성하는 것입니다.

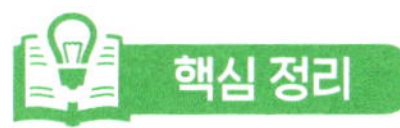

- 회복은 단일 요인이 아니라 조건의 합이다.
- 수분, 전해질, 순환·수면, 자율신경은 하나의 시스템이다.
- 자극보다 중요한 것은 생리적 균형이다.
- 항상성이 유지될 때 회복은 자연스럽게 일어난다.
- 회복 속도는 능력이 아니라 조건의 차이다.

Q40
왜 기록이 필요한가요?

"꾸준히 하고 있는데 어느 순간 흐지부지됩니다."
"좋았던 느낌이 있었는데 다시 의구심이 생겨요."
"분명 변화를 느꼈는데 확신이 유지되지 않아요."

맨발걷기를 꾸준히 하기 위해서는 기록이 필요합니다. 처음 실천은 감정으로 시작하지만, 기록이 없으면 지속하기 어렵습니다. 또한 우리 뇌는 맨발걷기를 통해 얻은 변화에 익숙해지면 빠르게 그것을 새로운 기준으로 설정합니다. 그 결과 처음 느꼈던 변화의 감동은 사라지고 당연한 상태가 됩니다. 이 상태가 지속되면 더는 동기부여가 되지 않습니다. 심지어 없던 의구심이 생기기도 합니다. 이때 기록이 큰 역할을 합니다. 변화의 증거가 되어 의심을 거두게 만들기 때문입니다. 완벽하게 기록할 필요는 없습니다. '오늘은 발이 덜 무거웠다', '통증이 종아리로 이동했다', '잠을 깊게 잤다'와 같이 한 줄이면 충분합니다.

기록하는 일이 익숙해지면 기록을 해석하는 과정이 필요합니다. 예를 들어 '오늘은 20분 걸었다 → 몸에 어떤 반응이 생겼는가?', '통증 강도가 6으로 올랐다 → 언제, 어떤 조건에서 올랐는가?'와 같이 간단한 질문을 통해 기록을 해석합니다.

기록이 어느 정도 쌓이면 패턴을 찾아야 합니다. 반복된 기록은 패턴을 가집니다. 예를 들어 '스트레스가 높을 때 통증이 올라갔다', '수면의 질이 좋을 때 빨리 회복했다', '조금 무리했더니 피로가 쌓였다'와 같이 특정 패턴을 찾아내면 걷기를 조절할 수 있고 나의 몸 상태를 정확하게 인식할 수 있습니다.

 **핵심 정리**

- 실천은 감정으로 시작되지만, 기록으로 유지된다.
- 기록은 변화를 증거로 만든다.
- 반복 기록은 패턴을 드러낸다.
- 기록이 있어야 실천을 습관으로 만들 수 있다.

무엇을
기록해야 하나요?

"매일 기록하는데도 변화가 잘 안 보입니다."

"무엇을 적어야 하는지 모르겠어요."

"시간과 거리만 기록하면 되는 것 아닌가요?"

흔히 운동을 기록하라고 하면 운동 일지로 오해하는 분들이 많습니다. 하지만 맨발걷기에서는 단순히 거리와 시간을 기록하는 것이 아닌 몸의 구조와 변화의 흐름을 기록합니다. 과부하를 조기에 발견하고, 적응의 흐름을 확인하고, 회복 방향이 맞는지 점검하는 것이 기록의 목적입니다. 그렇다면 어떤 내용을 기록해야 할까요?

먼저, 걷기 조건(외부 환경)입니다. 날짜, 장소(흙, 잔디, 모래 등), 시간(총 걷기 시간), 계절, 온도를 기록합니다. 조건이 없으면 변화의 원인을 제대로 해석할 수 없습니다.

두 번째는 **걷기 전 상태**(Baseline)입니다. 피로도(0~10), 긴장도(0~10), 통증 부위 및 강도, 수면 상태를 기록합니다. 이것은 변화의 기준점이 됩니다.

세 번째는 **걷는 중 감각**(핵심 영역)입니다. 발바닥 감각(또렷함, 둔함), 체온 변화(따뜻함, 차가움), 호흡 변화(깊어짐, 변화 없음), 긴장 완화 여부를 기록합니다. 맨발걷기의 본질은 감각 회복에 있기에 이 항목이 없으면 단순한 활동 기록이 됩니다.

네 번째는 **걷기 직후 변화**(즉각 반응)입니다. 통증 변화(감소, 이동, 증가), 열감 여부, 피로도 변화, 기분 변화를 기록합니다. 이를 통해 걷기 강도를 조절할 수 있습니다.

마지막은 **다음 날 반응**(가장 중요)입니다. 붓기 여부, 통증 변화, 수면의 질, 몸의 가벼움(무거움)을 기록합니다. 맨발걷기의 효과와 안전의 기준은 항상 다음 날 판단하기에 중요한 항목입니다.

몸의 변화와 함께 **마음의 변화**도 기록해야 합니다. '통증은 그대로인데 짜증이 줄었다', '피로는 있지만 조급함이 줄었다', '호흡이 깊어지고 생각이 느려졌다'와 같이 몸과 마음을 같이 기록할 때 변화의 방향성을 잡을 수 있습니다.

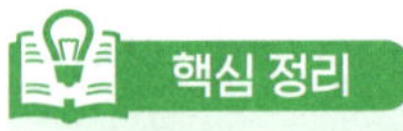

- 기록의 목적은 과부하, 적응, 방향 확인이다.
- 기록은 구조화된 항목으로 이루어져야 한다.
- 핵심은 시간보다 '몸의 반응'이다.
- 몸과 마음 기록은 함께 이루어져야 한다.

기록 후에
해석은 어떻게 하나요?

"기록은 하고 있는데, 무엇이 좋아지는지 잘 모르겠습니다."

"통증이 올라가면 나빠진 건가요?"

"언제부터 이 기록이 의미를 가지나요?"

기록을 남기다 보면 자연스럽게 떠오르는 질문들입니다. 기록은 단순히 숫자를 적는 것을 넘어 패턴을 읽고 해석하는 과정입니다. 통증은 강도(0~10), 위치(고정, 이동, 확산, 집중), 양상(둔함, 찌름, 당김, 타는 느낌), 지속 시간(걷는 중, 직후, 다음 날)으로 해석할 수 있습니다.

예를 들어 통증이 4에서 5로 증가했지만, 긴장이 감소하고 수면의 질이 개선되었다면 구조가 정렬되고 있을 가능성으로 해석할 수 있습니다. 반대로 통증이 3에서 6으로 증가하고 붓기가 심해지고 수면의 질이 떨어졌다면 몸에 과부하가 왔을 가능성으로 해석할 수 있습니다. 이처럼 기록을 해석할 때는 통증 하나만 보는 것이 아닌 몸의 동반 변화를 같이 살펴야 합니다.

기록은 최소 2~3주가 쌓였을 때 해석해야 패턴을 확인할 수 있습니다. 2주의 기록에서 초기 흐름을 확인하고 3주의 기록에서 패턴을 확인합니다. 2주가 되기 이전에 해석을 시도하면 제대로 된 판단을 할 수 없습니다.

핵심 정리

- 기록은 사실, 해석은 관계다.
- 통증은 강도가 아니라 구조로 해석한다.
- 해석은 패턴이 보일 때 시작된다.
- 다음 날 반응이 최종 기준이다.
- 최소 2~3주 누적이 필요하다.
- 해석은 실천의 방향을 결정한다.

수면, 피로, 회복은 어떻게 수치로 나타내나요?

"맨발걷기를 하면 혈압이 내려가나요?"

"혈당도 좋아질 수 있을까요?"

"수면과 피로는 어떻게 기록하나요?"

사람들은 대부분 변화를 눈에 보이는 수치로 확인하고 판단합니다. 물론 그것은 중요하지만, 결과가 아니라 과정에 집중해야 합니다. 혈당이 조절되고 혈압이 정상 범위로 돌아오는 것은 단독으로 만들어진 결과가 아닙니다. 자율신경 상태, 스트레스 수준, 수면의 질, 식사 패턴, 운동량 등 다양한 요소들이 합쳐져 만들어집니다. 따라서 수치 변화는 나의 몸 상태가 반영된 결과입니다. 수치 자체는 변화의 단서로 사용할 수 있지만, 성급하게 결과를 판단해서는 안 됩니다. 단기적인 변화만으로 섣불리 판단하여 약물을 조절하면 위험하기에 반드시 전문 의료진과 상담해야 합니다. 그렇다면 수면, 피로, 회복은 어떻게 수치로 나타날 수 있을까요?

먼저, 수면 수치입니다. 잠드는 속도, 중간 각성 횟수, 수면의 깊이, 일어날 때의 회복감으로 나누어 0~10점으로 기록합니다.

두 번째는 피로 수치입니다. 신체 피로(움직임, 근육 회복)와 정신 피로(집중력, 예민함)으로 나누어 0~10점으로 기록합니다.

마지막으로 회복 수치입니다. 회복은 '속도'로 기록합니다. 통증이 사라지는 시간, 피로회복까지 걸리는 시간, 다음 날 몸 상태로 나누어 기록합니다.

핵심 정리

- 혈압, 혈당은 결과 지표다.
- 수면, 피로, 회복은 과정 지표다.
- 수면은 4요소로 나누어 기록한다.
- 피로는 신체·정신으로 구분한다.
- 회복은 속도로 판단한다.
- 수치는 하루가 아니라 추세로 본다.

맨발걷기 후
어떤 변화가 생기나요?

"90일을 기록했는데, 무엇이 달라져야 성공인가요?"

"통증이 완전히 사라져야 하나요?"

"수치가 크게 바뀌어야 의미가 있나요?"

보통 90일 정도가 맨발걷기를 통한 변화를 체험할 수 있는 시간입니다. 하지만 90일의 목표는 완치가 아니라 몸 상태를 읽고 조절할 수 있는 능력을 얻는 것입니다. 90일이 지나도 통증이 사라지지 않거나 혈압, 혈당 같은 수치가 극적으로 변하지 않을 수 있습니다. 그러나 통증의 방향을 읽을 수 있고, 과부하 신호를 사전에 인지하고, 다음 날 반응을 예측할 수 있고, 수면과 긴장의 관계를 이해한다면 이미 변화가 일어난 것입니다. 변화는 마음가짐에서도 나타납니다. 맨발걷기 초기에는 통증이 불안하고, 변화에 혼란을 겪고, 수치 변동 하나에 실망을 했다면 90일 이후에는 강도를 조절하고, 필요하면 중단하기도 하고, 회복을 우선하는 선택을 합니다. 통증을 다루는 방식이 달라졌기 때문입니다.

90일은 끝이 아니라 최종 목표를 달성하기 위한 기준선입니다. 어떻게 보면 또다른 시작점이라고 할 수도 있습니다. 이제 어떤 강도에서 과부하가 오는지, 수면 시간이 몇 시간이면 안정되는지, 어떤 지면에서 반응이 달라지는지 등 스스로 답할 수 있을 것입니다. 만약 그렇다면 이미 당신의 몸은 회복되고 있습니다.

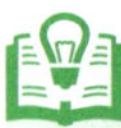

핵심 정리

- 90일의 목표는 완치가 아니다.
- 통증의 대응 방식이 달라져야 한다.
- 몸을 해석할 수 있게 되면 방향은 이미 바뀌었다.

어싱 매트와 전기치료는 뭐가 다른가요?

"콘센트에 꽂는다는데, 전기가 흐르는 건가요?"
"어싱 매트는 전류 자극 치료 장치인가요?"
"인위적으로 전기를 공급하는 장치인가요?"

어싱은 전기를 넣는 것이 아니라 전위 차이를 줄이는 것입니다. 따라서 전기 자극으로 치료하는 것과 엄연히 다릅니다. 전기치료가 외부에서 전기를 만들어 우리 몸에 보내는 것이라면 어싱 매트는 접지 연결을 통해 전위 차이를 줄이는 과정입니다. 그렇다면 어싱 매트를 사용하는 조건은 어떤 것들이 있을까요?

먼저, 올바른 접지 상태여야 합니다. 콘센트 접지 단자에 연결하고, 건물의 접지 시스템이 정상 작동하고, 누전 차단기가 정상적으로 작동해야 합니다.

두 번째는 탄소, 그래핀, 은섬유 등 전도성 소재여야 합니다. 피부와 직접 접촉하기 때문입니다.

마지막으로 전위 차이가 있어야 합니다. 전위 차이가 있어야 평형 과정이 발생하기 때문입니다. 이처럼 어싱 매트는 무언가를 발생시키는 장치가 아니라 조건이 맞을 때 작동하는 매개체입니다.

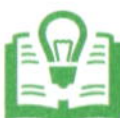 핵심 정리

- 어싱 매트는 전기를 공급하는 장치가 아니다. 전위 차이를 줄이는 접지 매개체다.
- 능동 자극이 아니라 수동적 균형 과정이다.
- 전류가 아니라 전위 개념으로 이해해야 한다.
- 효과는 제품이 아니라 조건에 의해 결정된다.

어싱 제품은
왜 접지해야 하나요?

"콘센트에 꽂기만 하면 어싱이 되나요?"

"접지되고 있는지 어떻게 확인하나요?"

"번개가 칠 때도 안전한가요?"

어싱은 연결 상태를 보면 제대로 되고 있는지 확인할 수 있습니다. 어싱 제품은 단독으로 기능하지 않습니다. 반드시 건물의 접지 시스템과 연결되어야 기능합니다. 접지가 되지 않으면 어싱 효과가 발생하지 않기 때문입니다. 그렇다면 접지가 되고 있는지 어떻게 확인할까요?

우선 콘센트 접지 유무를 확인하고, 접지 테스트기(Outlet Tester)를 사용하여 제품의 전도성과 저항을 확인합니다. 이후 제품의 실제 전위를 측정(0V 근접 여부)하면 접지가 제대로 되고 있는지 확인할 수 있습니다. 여기서 중요한 것은 아무 느낌이 없는 상태가 정상이라는 것입니다. 어싱은 '자극'이 아니기 때문입니다.

또한 '접지'라고 해서 번개에 취약한 것은 아닙니다. 번개는 고전압, 고전류가 순간적으로 방전하는 것이라면 어싱은 전위 기준을 정렬하는 것이기에 전기적 성격이 완전히 다릅니다. 따라서 번개가 발생해도 건물의 피뢰침, 낙뢰 유도선, 누전 차단기 등으로 자연스럽게 방전되기에 걱정하지 않으셔도 됩니다.

핵심 정리

- 어싱은 전기가 아니라 전위 정렬이다.
- 접지가 연결되어야 의미가 있다.
- 느낌이 아니라 측정이 기준이다.
- 정상적인 건물에서는 낙뢰 위험을 증가시키지 않는다.
- 위험의 핵심은 접지가 아니라 전기 환경이다.

매일 밤 장시간 어싱 제품을 써도 문제가 없나요?

"밤새 자면서 하는 어싱은 인체에 부담이 되지 않을까요?"

어싱은 전위를 맞추는 것이기에 일반적인 전기 자극과는 다릅니다. 지구의 기준 전위에 맞추는 연결이기에 더하는 과정이 아니라 줄이는 과정입니다. 따라서 어싱은 일정 수준 이상이 되면(전위 차이가 사라지면) 더는 진행되지 않습니다. 자동으로 균형점에서 멈추는 구조입니다. 또한 어싱은 외부에서 충전하는 것이 아닌 내부에서 조절하는 시스템이기에 문제가 되지 않습니다.

다만, 장시간 어싱 제품 사용 시 나른함이 생길 수 있습니다. 이는 전기적으로 과부하가 온 것이 아닌 자율 신경 이완으로 생기는 반응일 가능성이 큽니다. 부교

감신경이 활성화되고 긴장이 풀리면서 자연스럽게 몸
이 이완되는 것입니다.

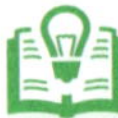 **핵심 정리**

- 어싱은 전기 자극이 아니다. 따라서 전류를 주입하는 구조가 아니다.
- 전위 차이가 사라지면 이동도 멈춘다.
- 장시간 사용이 전기적 과부하를 만들지 않는다.
- 나른함은 과부하가 아니라 이완 반응일 수 있다.

Q 내 몸의 반응을 기록하고 해석할 수 있나요?

Q 통증과 과부하 신호를 구분할 수 있나요?

Q 효과보다 안전을 먼저 말할 수 있나요?

Q 기록에서 패턴을 읽고 있나요?

Q 어싱 제품과 실천 조건을 안전하게 이해하고 있나요?

맨발걷기 이후,
나는 무엇이 달라질까?

"통증이 완전히 사라져야 하나요?"
"수치가 크게 바뀌어야 의미가 있나요?"

맨발걷기의 목표는 완치가 아니라 몸을 읽는 능력이 달라지는 것입니다. 맨발걷기로 인한 변화를 5가지로 정리해보겠습니다.

먼저, 맨발걷기의 진짜 변화는 '수치'가 아닙니다. 90일이 지나도 통증이 0으로 바뀌지 않을 수 있고, 혈압이 극적으로 떨어지지 않을 수 있습니다. 그러나 수치가 이전과 다르다면 그것은 분명한 변화입니다. 맨발걷기로 인해 통증의 방향을 읽을 수 있고, 무리의 신호를 미리 알아차리고, 다음 날 반응을 예측하고, 수면과 긴장의 관계를 이해한다면 우리 몸은 낯선 대상이 아니라 해석 가능한 구조가 됩니다.

두 번째는 통증의 대응 방식이 달라집니다. 90일 전에는 아프면 불안하고, 통증이 이동하면 걱정하고, 수치가 흔들리면 실망했습니다. 그러나 90일 후에는 강도를 조절하고, 하루를 줄이고, 회복을 먼저 확보하는 선택을 합니다. 통증이 줄어든 것보다 통증을 다루는 태도가 달라지는 것입니다.

세 번째는 기록이 습관이 됩니다. 기록의 목적은 맨발걷기를 습관으로 만드는 것입니다. 걷기 전후로 기록하고, 수면의 질을 점검하고, 피로를 수치로 정리하고, 감정과 긴장을 함께 봅니다. 기록이 의식적인 노력에서 자연스러운 점검 루틴으로 바뀌었다면 성공적인 변화입니다.

네 번째는 몸의 리듬이 완만해집니다. 맨발걷기 이후 기대할 수 있는 변화는 극적인 상승이 아니라 변동 폭의 감소입니다. 혈압 변동이 완만해지고, 통증의 강도 기복이 줄어들고, 피로 누적이 덜하고, 수면이 일정해집니다. 이것은 우리 몸이 안정되었다는 신호입니다. 회복은 극적인 상승이 아니라 기복의 완만함으로 나타납니다.

마지막으로 90일은 끝이 아니라 기준점입니다. 이제 내 몸은 어떤 강도에서 과부하가 오는지, 안정적이려면 몇 시간 수면이 필요한지, 어느 지면에서 통증이 줄어드는지 스스로 물을 수 있습니다. 이 질문에 답할 수 있다면 이미 몸의 주도권이 바뀌고 있는 것입니다.

 **핵심 정리**

- 90일의 목표는 완치가 아니다.
- 통증보다 대응 방식이 달라져야 한다.
- 기록은 습관이 되어야 한다.
- 변화는 극적 상승이 아니라 안정성이다.
- 몸을 해석할 수 있게 되면 방향은 이미 바뀌었다.

신발을 벗는 순간,
삶은 다시 연결됩니다

우리는 이 책을 통해 맨발걷기를 '이해'했습니다. 이제는 질문 → 기록 → 실천 → 성찰이라는 네 단계를 삶 속에서 '실천'할 차례입니다. 맨발걷기는 단순한 걷기가 아닙니다. 땅과 다시 연결되는 감각의 회복이고, 몸과 마음의 균형을 되찾는 과정이며, 결국 나 자신을 다시 발견하는 길입니다.

처음에는 낯설고 어색할 수 있습니다. 그러나 한 걸음, 또 한 걸음을 내딛다 보면 어느 순간 발바닥이 먼저 알고, 몸이 먼저 반응하며, 삶의 리듬이 자연스럽게 바뀌기 시작합니다. 중요한 것은 완벽한 방법이 아니라 지금, 신발을 벗고 한 걸음을 내딛는 것입니다. 이 책이 그 첫걸음이 되기를 바랍니다.

사단법인 국제맨발걷기협회

국제맨발걷기협회는 맨발로 대지와 연결되고, 맨마음으로 자신을 성찰하며, 신체와 정신의 균형을 회복해 자기발견으로 나아가는 전인적 건강 문화를 확산하기 위해 설립되었습니다. 협회는 단순한 이론 전달을 넘어 현장에서 직접 체험하고 실천하는 교육을 중심으로 올바른 맨발걷기 문화를 전국적으로 확산시키고 있습니다.

국제맨발걷기협회의 핵심은 환경(Environment), 사회(Social), 운영(Governance)의 세 가지 축 위에 세워져 있습니다. 자연을 직접 체험하며 환경 의식을 높이고, 세대와 직업을 넘어서는 공동체를 형성합니다. 단일과정부터 전문 2급, 전문 1급으로 이어지는 체계적인 지도자 양성 시스템을 통해 지속 가능한 건강 문화를 실천하며 ESG 가치를 구현해 나가고 있습니다.

서울숲맨발걷기학교

2020년 9월, 서울숲에서 시작된 맨발걷기학교는 지난 6년간 200회 이상 이어지며 5,000여 명의 시민들과 함께 걸어왔습니다. 이 발걸음은 단순한 참여를 넘어 건강, 환경, 공동체를 연결하는 실천의 흐름으로 축적되고 있습니다.

매주 이어지는 서울숲맨발걷기학교를 비롯해 1365 K-맨발봉사단, 1,000개의 K-맨발동아리 구축, K-어싱 웰니스 관광, 그리고 국민 참여형 K-어싱축제까지 이 모든 실천은 하나의 방향을 향하고 있습니다. 서울숲에서 시작된 이 작은 발걸음은 대한민국을 넘어 세계로 확산되는 K-어싱 문화의 중심으로 자리 잡고 있습니다.

맨발로 느끼는 자연, 가족과 함께하는 행복!
매주 토요일에 서울숲에서 만나요~
서울숲 맨발걷기 학교
A, B, C 세가지 맨발걷기 코스가 있어요! 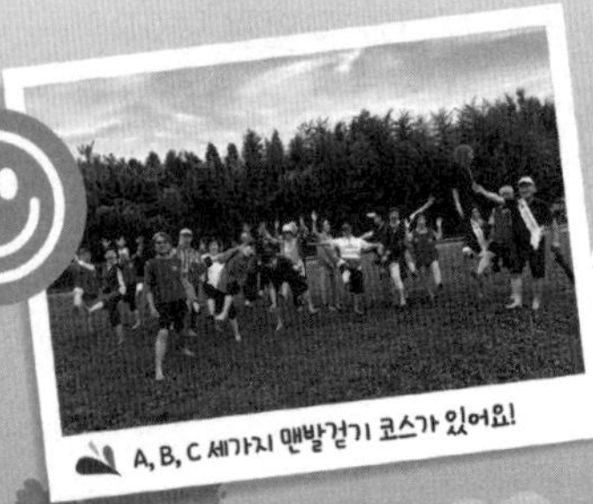
"엄마, 아빠!
우리 맨발로 걸어요!"

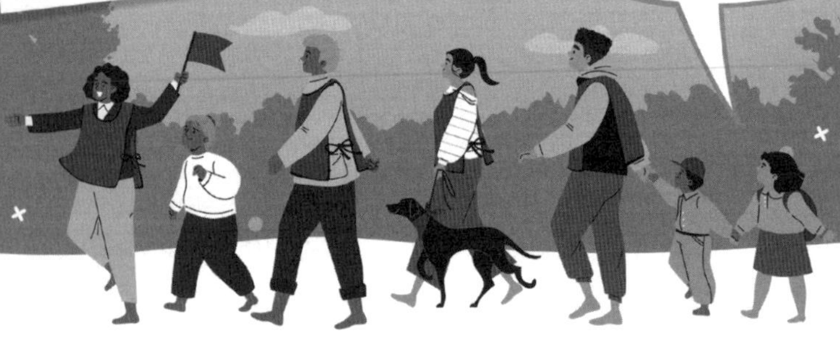

참가신청서 & 동의서

QR코드를 스캔하여 맨발걷기 신청하기
신청하면 10,000원
할인권 제공!!
(*신발주머니와 생수 1병 증정)

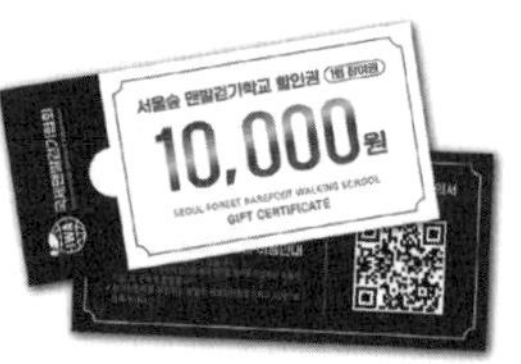

서울숲 맨발걷기학교 할인권 1매 1만원
10,000원
SEOUL FOREST BAREFOOT WALKING SCHOOL
GIFT CERTIFICATE

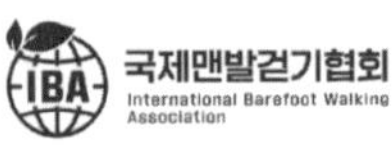

IBA
국제맨발걷기협회
International Barefoot Walking
Association
서울숲맨발걷기학교
K-어싱축제